DE LA CURE RADICALE

DES

HERNIES ÉPIGASTRIQUES

PAR

Le Docteur Stéphane BONNET

Ancien interne en médecine et en chirurgie des Hôpitaux de Paris
Médaille de bronze de l'Assistance publique

———————

PARIS

G. STEINHEIL, ÉDITEUR

2, RUE CASIMIR-DELAVIGNE, 2

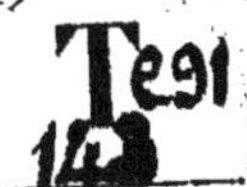

DE LA CURE RADICALE

DES

HERNIES ÉPIGASTRIQUES

DE LA CURE RADICALE

DES

HERNIES ÉPIGASTRIQUES

PAR

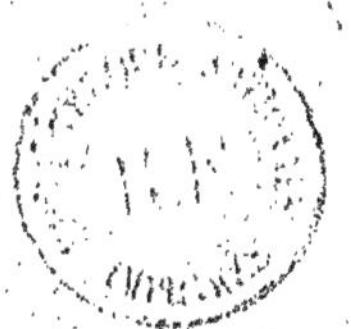

Le Docteur Stéphane BONNET

Ancien interne en médecine et en chirurgie des Hôpitaux de Paris
Médaille de bronze de l'Assistance publique

———————✖———————

PARIS

G. STEINHEIL, ÉDITEUR

2, RUE CASIMIR-DELAVIGNE, 2

DE LA CURE RADICALE

DES

HERNIES ÉPIGASTRIQUES

INTRODUCTION

Si la cure radicale des hernies, des hernies inguinales surtout, a, depuis Celse, fait l'objet de discussions passionnées, de tentatives nombreuses, d'ingénieux procédés, il a été, au contraire, peu question, à ce point de vue, des hernies de la ligne blanche et notamment de celles de la région épigastrique. L'histoire clinique de ces dernières est elle-même de date relativement récente. Quant à leur traitement, les auteurs classiques, depuis la fin du siècle dernier, sont unanimes à le formuler ainsi : réduction, puis application et port d'un bandage. Nul d'entre eux ne conseille l'intervention chirurgicale et si, par hasard, on ose en envisager l'hypothèse, c'est pour la condamner comme imprudente et dangereuse.

Cette appréciation était sans doute raisonnable et fondée autrefois : on obtenait cependant des succès dans la cure radicale sanglante des hernies inguinales, et, théoriquement, le péritoine n'aurait pas dû offrir plus de susceptibilité à une région qu'à l'autre. Mais aujourd'hui que l'application méthodique et rigoureuse à la chirurgie de la doctrine antiseptique a permis et justifié tant d'audaces, nous croyons que ce principe d'abstention peut être modifié et que, dans des cas multiples, la cure radicale peut et doit être tentée.

Pendant notre année d'internat dans le service de notre habile et savant maître M. Terrier, nous avons assisté deux fois à cette opération et avons pu en apprécier les heureux résultats et l'innocuité. Notre maître, qui est le premier en France à l'avoir pratiquée, avait, dans ses statistiques personnelles, deux observations antérieures. De sa propre expérience et de quatre faits analogues, puisés dans la littérature étrangère, il a pu, dans une communication récente, faite au 2ᵉ Congrès français de chirurgie, tirer des conclusions contrariant l'opinion reçue, et il nous a engagé à faire de cette question le sujet de ce travail. Qu'il nous permette de l'en remercier ici et de lui témoigner toute notre gratitude pour l'excellent enseignement que nous avons puisé à son école.

MM. Reynier et Routier, chirurgiens des hôpitaux, ont bien voulu nous confier deux observations personnelles inédites. Nous n'avons pu, malgré de longues recherches dans la littérature française et étrangère, réunir à ceux-ci que quatre autres cas. C'est là sans doute, nous ne pouvons nous le dissimuler, un stock de munitions bien léger pour entreprendre le siège d'une opinion professée jusqu'à ce jour ; plus modestes aussi sont nos prétentions. Nous essayerons simplement de montrer que l'opération en elle-même, faite d'après l'application rigoureuse de la doctrine antiseptique, est plus inoffensive qu'on ne l'avait jugé ; que, dans tous les cas, elle a fait disparaître les deux symptômes primordiaux et redoutables de l'affection : la douleur et les troubles digestifs ; et que là où n'a pas été parfaitement obtenue l'occlusion de l'orifice herniaire, la pointe persistante de hernie, due à une imperfection du procédé opératoire, ne s'est compliquée d'aucun des troubles fonctionnels antérieurs.

Après un historique que nous nous sommes efforcé de faire aussi exact et complet que possible, nous donnerons un aperçu hosologique de la hernie épigastrique, puis, dans un chapitre spécial nous étudierons les indications de l'intervention chirurgicale, enfin nous terminerons par l'étude des procédés employés et de la méthode à suivre.

Que mes maîtres dans les hôpitaux, MM. les professeurs Proust, Péan, de Saint-Germain, Gingeot, Ollivier trouvent ici l'hommage de notre reconnaissance ; nous remercions particulièrement M. Joffroy de toute la bienveillance qu'il n'a cessé de nous témoigner et M. le professeur Trélat d'avoir bien voulu présider le jury de notre thèse.

I

HISTORIQUE

Par hernies épigastriques, nous entendons toutes les hernies, quelle que soit leur nature, de la portion de la ligne blanche située entre l'appendice xyphoïde et l'orifice ombilical : cette définition comprend les hernies adombilicales supérieures à l'ombilic.

Il faut remonter à 1743, au mémoire présenté à l'Académie royale de chirurgie par Garengeot, pour trouver une première monographie des hernies sus-ombilicales de la ligne blanche. Antérieurement, Fabrice de Hilden, Camerarius, Renaulme avaient fait allusion à des tumeurs de ce siège, mais sans les décrire. Garengeot, dans son *Mémoire sur plusieurs hernies singulières* (1), signale des troubles digestifs dus à des tumeurs réductibles, situées entre l'appendice xyphoïde et l'ombilic, et formées par la hernie de l'estomac à travers un interstice dilaté de la ligne blanche. Mais l'opinion formelle de l'auteur du mémoire, relative au contenu, ne tarda pas à être contestée, notamment, dès l'année suivante, par Günz, de Leipsig, puis par Bertrandi et bon nombre d'autres chi-

---

(1) *Mémoires de l'Ac. royale de chirurg.*, t. I, p. 705.

rurgiens qui allèrent jusqu'à nier même la possibilité de la gastrocèle. François Pipelet, défenseur de Garengeot, cite devant l'Académie de chirurgie huit observations personnelles de hernies *gastriques.(Nouvelles observations sur les hernies de la vessie et de l'estomac par M. Pipelet le jeune)* (1).

Depuis, s'inspirant du travail très complet, du reste, au point de vue clinique, de Garengeot, les auteurs de traités généraux ou spéciaux consacrent aux hernies de la ligne blanche et notamment à celles de la région susombilicale, un article spécial.

Tel est, brièvement, l'historique général des hernies épigastriques.

Quant au chapitre du traitement, il est court dans tous les ouvrages qui, depuis Garengeot et Pipelet jusqu'aux traités les plus récents, se sont occupés de ce point de pathologie chirurgicale ; nous allons rapidement passer en revue les principaux. Nous pouvons tout d'abord résumer en un mot, *port d'un bandage*, le conseil unanimement donné : jamais d'intervention sanglante.

Aussi n'est-ce pas sans une certaine surprise que nous avons trouvé une observation que nous reproduisons plus loin de cure de hernie épigastrique, probablement graisseuse, pratiquée en 1802 par Maunoir, de Genève, dans le *Journal de Corvisart, Leroux et Boyer* (T. XX, p. 327) et citée par Scarpa (2) ; nous ne l'avons vue mentionnée dans aucun des classiques ultérieurs.

(1) *Mémoires de l'Ac. roy. de chirurgie*, t. II, p. 195.
(2) Nous n'avons pu nous procurer le volume du *Bulletin de la Société médicale d'émulation* où l'observation originale a été publiée.

Cruveilhier dans son *Essai sur l'anatomie patholo-gique*, 1810, p. 168, fait mention d'un cas analogue dans ces termes peu explicites :

« Un hernieux vient à l'Hôtel-Dieu pour des coliques habituelles depuis plusieurs années ; on reconnaît une petite hernie au-dessus de l'ombilic ; on croit à une hernie de la ligne blanche et on trouve seulement un paquet graisseux qu'on emporte. Dès ce moment les coliques ont disparu ».

De cette observation, on peut, malgré sa concision, tirer une première conséquence : c'est que le chirurgien osa sortir de la réserve consacrée vis-à-vis du péritoine, puisqu'il croyait à une hernie véritable ; une deuxième, sur laquelle nous aurons à revenir, c'est que l'excision d'une hernie graisseuse fit disparaître les coliques qui avaient fait tenter cette audacieuse opération.

Tels sont les deux uniques cas d'intervention, en dehors de l'étranglement, que nous avons pu découvrir dans la littérature française antérieure à la pratique de l'anti-sepsie.

W. Uhde (*Langenbeck's archiv. für klinisch chirurg.*, 1869) cite un cas de Rademacker, de Brunswick, pour lequel, en 1857, l'opération fut faite. Nous le traduisons plus loin.

Il ne semble pas, d'après nos recherches, que la herniotomie épigastrique ait été plus en faveur à l'étranger qu'en France.

Ces trois faits constituent une exception au principe reçu de l'abstention et, quels que soient les inconvénients de ces tumeurs, leur intolérabilité ou leurs dangers, il n'y a qu'une seule indication de leur cure chirurgicale : l'*étranglement*. Encore n'est-ce là qu'une opération *in extremis* et dont le pronostic ne semble pas douteux. Du reste nous n'avons trouvé dans cette même période que deux faits de ce genre et, dans l'un et l'autre, il y avait erreur de diagnostic.

Le premier appartient à Ollivier, d'Angers, qui le relate longuement dans sa *Traduction du supplément au traité des hernies de Scarpa*, p. 110.

Il s'agit d'un homme de 58 ans, porteur d'une tumeur épigastrique, qu'on croit une hernie d'origine traumatique et qui présente des phénomènes graves d'étranglement. On incise et on trouve une tumeur pâteuse, inégale qui est prise pour une épiplocèle ; on se contente de débrider légèrement sans réduire.

Les symptômes persistent et s'aggravent ; le lendemain on renouvelle l'opération et un examen plus approfondi montre qu'on a affaire à une tumeur graisseuse extra-péritonéale, ce que confirme peu de temps après l'autopsie, qui révèle aussi la source des accidents, une péritonite par perforation du duodénum.

Le second est de Scarpa (1), qui opère une hernie de la ligne blanche avec accidents d'étranglement : il trouve, au lieu de l'intestin ou de l'épiploon, une masse graisseuse dont il fait l'excision. Il conclut à une complication de coliques intestinales et ordonne un traitement en conséquence qui est suivi de guérison.

Voyons comment est envisagé dans les ouvrages principaux s'occupant de la question, le point de vue du traitement.

(1) Scarpa. *Traité des hernies*, p. 107.

Richter (1), après une longue discussion sur le contenu de ces hernies, conclut, contrairement à Garengeot, à la quasi-impossibilité anatomique de la gastrocèle sus-ombilicale. C'est le côlon transverse ou l'épiploon qui sont herniés et il conseille, sans enthousiasme, l'usage d'un bandage avec pelotte s'appliquant exactement sur l'orifice herniaire. Il ne dissimule pas, du reste, l'imperfection de ce procédé, qui peut parer aux inconvénients de l'infirmité, mais qui, loin de la guérir, l'entretient en maintenant béant, et dilatant même l'orifice fibreux herniaire. Un autre bandage imaginé par Trécourt est aussi mentionné par Richter, et tendrait à obturer l'orifice au lieu d'en exagérer le diamètre; il se compose de deux petites pelottes longitudinales destinées à presser sur les bords de l'orifice pour en rapprocher les lèvres, et d'une ceinture disposée pour favoriser cette pression. Cet appareil est d'une application difficilement exacte et d'une efficacité douteuse. Enfin, l'auteur n'oublie pas les corsets de baleine que Garengeot et Pipelet faisaient porter sans discontinuité.

Tel est l'arsenal dont on dispose à la fin du siècle dernier et, il faut avouer que jusqu'à ces dernières années, il ne s'était pas fortifié de pièces nombreuses.

Avec ces ressources, Richter était forcé de conclure à l'extrême rareté de la cure radicale des hernies de la ligne blanche. Il ne parle point d'opération, pas même dans l'hypothèse de l'étranglement dont il admet la possibilité, mais dont il ne connaît pas d'exemple.

(1) *Traité des hernies*, 1788.

Scarpa (1) traite longuement de ces hernies au point de vue symptomatique et anatomo-pathologique, puis il ajoute que : « elles sont, toutes choses égales d'ailleurs, plus difficiles à guérir que celles de l'ombilic, ce qui vient probablement de ce que l'anneau ombilical a une tendance naturelle à se resserrer lorsqu'on tient la hernie exactement réduite, tandis que les ouvertures accidentelles de la ligne blanche ne présentent pas le même avantage ».

Comme moyen de traitement, il décrit aussi un corset de baleine compliqué et ne parle point de herniotomie.

Léveillé (2), réagissant encore contre l'opinion de ceux qui croyaient que toujours l'estomac était intéressé dans ces hernies, leur donne le premier, le nom d'*épigastriques*, pour effacer l'expression fausse de *gastrocèle* admise par quelques-uns.

Du reste, point de traitement chirurgical.

« Nous ne croyons pas, dit-il, avec Günz et Bertrandi, qu'il soit possible de les guérir au moyen d'une diète sévèrement prolongée ; on ne procurera du soulagement qu'avec un appareil contentif qui suppléera au défaut de résistance de la ligne blanche ».

Malgaigne (3) s'étend surtout sur l'étiologie et la pathogénie et dit en terminant : « Je n'ai jamais vu guérir de ces hernies de la ligne blanche et je doute que la cure radicale puisse en être obtenue. Quant à la cure

(1) *Traité pratique des hernies*, traduit de l'italien par Cayol, p. 339.

(2) *Nouv. Doctrin. chirur.*, 1812, t. III, p. 180.

(3) *Leçons sur les hernies*, 1841, p. 235.

palliative, elle repose sur les mêmes principes que celle
des exomphales ».

A. E. Tartra discute, dans le *Journal de médecine*,
t. XI, an XIV, p. 128, le traitement des hernies graisseuses : « Si, dit-il, elles étaient reconnues sur le vivant,
leur traitement différerait de celui des autres hernies, en
ce que la réduction ne serait pas le moyen convenable,
par la raison qu'il n'y a pas ici seulement déplacement,
mais à la fois développement et déplacement. Quoi qu'il
en soit, une compression méthodique aurait l'avantage
de modérer le développement, etc...

« ..... Si la hernie graisseuse, simple ou composée, était
mise à découvert, il n'y aurait aucun inconvénient à l'exciser, à la lier ou même à la conserver si elle était peu
volumineuse ou trop voisine de vaisseaux difficiles à lier,
de nerfs intéressants à respecter.

« En général, on peut dire qu'il n'y a pas de conduite
très particulière à tenir pour les hernies graisseuses et
que le praticien instruit saura toujours prendre le parti le
plus conforme aux circonstances. »

L'auteur indique là une voie rationnelle vers la cure
des hernies graisseuses, mais les chirurgiens n'osent
encore s'y engager.

Le plus important travail spécial sur la question est
ensuite la thèse d'agrégation en chirurgie de Vidal, de
Cassis, 1848. Les hernies épigastriques y sont complètement traitées au point de vue général. Il les considère
comme plus graves que les exomphales bien qu'elles
soient plus rarement le siège de complications, mais
parce que *la hernie ombilicale ayant été guérie radicale-*

*ment il ne connaît aucun fait qui prouve une pareille
cure de hernie épigastrique* (p. 117).

Lui aussi conseille les brayers et corsets de ses devanciers et ne songe pas à l'intervention sanglante.

Il garde même une certaine réserve devant le conseil formulé par Scarpa d'opérer dans les cas douteux où des phénomènes simulant l'étranglement se montrent coïncidant avec une tumeur épigastrique.

Plus tard, dans son *Traité de pathologie chirurgicale* (1) il ne se montre pas plus hardi. Il ne connaît pas d'exemple de cure radicale et les traite de la même manière. Il conseille également de respecter les hernies graisseuses indolentes à cause de leurs connexions avec le péritoine, et n'indique pas la conduite à tenir au cas où elles se compliquent de douleurs et de troubles digestifs.

Desault, Pelletan, J. Cloquet, Boyer, Velpeau, A. Cooper, Chassaignac, Sédillot, Valette, Gosselin, etc., etc., ne disent rien de spécial : ils assimilent plus ou moins ces hernies à celles de l'ombilic et les traitent de même par les bandages.

On aurait pu croire que la découverte et l'application de l'antisepsie, permettant les opérations abdominales que l'on sait, auraient imprimé du premier coup à l'éternelle question de la cure radicale des hernies une direction prévue; et tel, en effet, en a été le résultat à l'étranger.

Mais, en France, on a usé de plus de réserve et il faut arriver à 1881 pour assister à la première tentative, faite

(1) 4e édition 1855, et 5e édit., revue par Fano, 1860.

avec succès par M. J. Lucas-Championnière, de cure radicale de hernie inguinale non étranglée (1).

Quant aux hernies épigastriques, malgré les symptômes pénibles auxquels elles donnent lieu, ce n'est que l'année dernière que leur cure radicale par la méthode sanglante a été systématiquement inaugurée par M. Terrier.

A l'étranger, nous trouvons deux faits antérieurs à ces dernières années, celui de Rademacker que nous donnons plus loin (obs. II), et le suivant de Wernher, cité par Gussenbauer (*Wirchow Archiv*. Bd 47, 1869, p. 17 et 472) et dans lequel il s'agit d'un lipôme herniaire :

« Employé de chemin de fer, 35 ans, traité depuis longtemps pour troubles gastriques, quand Wernher, s'appuyant sur la présence d'une petite tumeur sensible à la palpation, à 4 travers de doigt au-dessus de l'ombilic, sur la ligne blanche, lui attribue ces troubles et diagnostique une hernie épigastrique. Essais infructueux de réduction par bandages.

« Excision de la tumeur qui était un petit lipôme dont le pédicule traversait la ligne blanche.

« Disparition consécutive des accidents gastriques. »

Il faut ensuite arriver à 1879, en Allemagne, et 1881, en Suisse, pour voir Czerny et J.-L. Reverdin intervenir chirurgicalement contre les troubles occasionnés par des hernies épigastriques (voir nos obs. III et IV).

Cette année, 1886, M. Terrier, deux fois, MM. Reynier et Routier, une fois, ont pratiqué avec succès cette opé-

(1) *Cure radicale des hernies*, 1887.

ration. Nous n'avons pu, malgré de longues recherches, trouver d'autres cas et, dans les riches statistiques de Nussbaum, Riesel, Scheede, Socin, Wood, etc. n'en figure aucun.

Malgré ces quelques heureuses tentatives, les auteurs de traités classiques ont, jusqu'à ce jour, déconseillé l'opération.

Nous avons vu quelle était l'opinion de Vidal de Cassis, en 1848 et 1855.

Le Dentu, art. *Hernie, du Nouveau Dict. de médecine et de chirurgie pratiques*, en 1873; Marduel, art. *Ombilic*, du même ouvrage, en 1877; André Boursier, art. *Ombilic du Dict. encyclopédique*, en 1881, ne disent rien de spécial à la hernie épigastrique, au moins au point de vue du traitement.

Follin et S. Duplay : T. VI du *Traité de Pathologie externe*, 1886, p. 264, disent : « Le traitement des hernies de la ligne blanche ne présente rien de particulier. On maintiendra la réduction des viscères à l'aide d'un bandage analogue à celui de la hernie ombilicale : mais en raison de la difficulté de la contention, il sera souvent nécessaire d'avoir recours à l'emploi d'une large ceinture ou d'un corset embrassant toute la circonférence de l'abdomen ».

Pour la hernie graisseuse : « Elle ne réclame aucun traitement spécial. Lorsqu'elle est réductible, on peut employer un bandage analogue à celui qui convient aux hernies ordinaires. On devra s'abstenir de toute intervention chirurgicale, dans le but d'exciser la tumeur car on doit toujours craindre qu'il existe un prolongement séreux dont l'ouverture pourrait être l'origine d'accidents graves »

Deux ans plus tard, 1882, dans le tome V des *Éléments de pathologie chirurgicale* de Nélaton, revu par A. Desprès, on peut lire (p. 563) : « Il est rare qu'on puisse obtenir la cure radicale d'une hernie de la ligne blanche » et plus loin : « Nous n'avons que peu de chose à dire sur le traitement des hernies de la ligne blanche : on devra réduire ces tumeurs et les maintenir en se conformant aux préceptes que nous avons donnés pour la hernie ombilicale. Un bandage quelconque tient bien sur les gastriques ». Il n'est pas question des cas où la hernie est irréductible. Quant aux hernies graisseuses, il n'y a rien à faire si elles sont indolentes ; dans le cas contraire, M. Desprès se pose la question de l'intervention, et voici comment il y répond : « Si elle (la hernie graisseuse) cause des coliques intenses, devra-t-on faire l'excision ? Nous pensons qu'une pareille conduite serait contre les règles de la prudence, car il ne faut pas oublier que la partie profonde présente des connexions intimes avec le péritoine et qu'une inflammation de la séreuse abdominale pourrait être la conséquence d'une opération en apparence dépourvue de tout danger ».

Dans leur récent *Traité de pathologie externe* de A. Poulet et H. Bousquet (t. III, 1885, p. 141), les auteurs traitent brièvement la question des hernies de la ligne blanche et disent en quelques mots : « Dans la majorité des cas le chirurgien parvient facilement à faire rentrer ces petites hernies dans l'abdomen, mais la contention nécessite des appareils particuliers ; il faut, le plus souvent, faire porter au malade une large ceinture ».

— 19 —

Les hernies graisseuses, ajoutent-ils, « étant facilement supportées, les malades viennent très rarement
réclamer contre elles les ressources de l'art ». Mais ils
n'envisagent pas l'hypothèse de cette réclamation.

A peu près à la même époque, novembre 1884, M. Ter-
rillon, dans une leçon clinique faite à la Charité (1), envisageant, avec une crainte non dissimulée, la possibilité
d'une intervention, s'exprimait ainsi : « Nous n'avons du
reste malheureusement aucun autre moyen de traitement
(port d'un bandage), ces tumeurs étant de celles aux-
quelles il ne faut généralement toucher que si on s'y
trouve obligé par l'apparition de phénomènes graves du
côté de l'estomac ou de l'intestin, ce qui est en réalité
chose assez rare ».

Enfin, M. Terrier, dans une communication toute
récente faite en octobre 1886, au Congrès français de chirurgie, s'élève le premier contre des craintes qui ne
lui semblent pas justifiées aujourd'hui. Se basant sur
quatre observations personnelles et quatre autres cas
antérieurs, il n'hésite pas à conclure :

« 1° Que les hernies, dites graisseuses, de la ligne blanche, déterminant parfois des troubles du côté de l'appareil
digestif, peuvent être traitées par l'excision suivie de la
réunion primitive de l'anneau fibreux qui leur a donné
issue et des téguments qui les recouvrent.

2° Que les hernies proprement dites, épiploïques,
intestinales ou intestino-épiploïques, qui déterminent
soit des troubles gastro-intestinaux, soit des douleurs

____

(1) *Gaz. des hôpitaux*, 11 novembre 1884.

vives, soit enfin une difformité gênante, doivent être traitées comme les autres hernies, c'est-à-dire qu'on doit s'efforcer d'en obtenir la cure radicale par réduction de la hernie, excision du sac herniaire, avivement de l'anneau fibreux et suture des parois de l'abdomen, anneau et téguments en même temps » (1).

Il est facile de résumer en quelques mots cet historique un peu long : Depuis la connaissance des hernies épigastriques, c'est-à-dire depuis Garengeot, en 1743, jusqu'aujourd'hui, tous les auteurs ont préconisé, pour leur traitement, l'usage des appareils contentifs, à l'exclusion de toute autre méthode; si quelques-uns ont parlé, pour les tumeurs graisseuses seules, de l'intervention chirurgicale, ce n'a été que pour la réprouver. Quelques cas isolés et heureux sont venus, ces dernières années, protester contre l'absolutisme de cette doctrine et, enfin, en réunissant les principaux, M. Terrier est venu le premier, dans son mémoire, formuler la protestation.

Joints aux siens propres et à ceux qu'il relate, quelques faits inédits ou découverts dans la littérature étrangère, nous permettront peut-être d'étudier les indications de l'intervention et de prêter notre modeste appui à la thèse inaugurée dans ses conclusions.

(1) *Revue de chirurgie*, décembre 1886.

II

APERÇU NOSOLOGIQUE SUR LES HERNIES ÉPIGASTRIQUES

On distingue depuis P. Bérard (1) des *hernies épigastriques proprement dites,* les *tumeurs graisseuses extra-
péritonéales,* bien que celles-ci puissent déterminer des
troubles sympathiques similaires.

Nous allons, d'après les ouvrages didactiques, et les
observations que nous avons étudiées, donner des unes et
des autres une rapide description.

Hernies épigastriques proprement dites.

Nous avons dit à quel genre de hernies doit être attri-
bué ce nom : ce sont celles dont l'orifice, situé sur la ligne
blanche, est intermédiaire à l'appendice xyphoïde et à
l'ombilic, et qui sont formées par l'issue, à travers cet
orifice, soit de l'épiploon soit d'un viscère abdominal.

Garengeot (2) a, le premier, bien exposé leur mode de
formation : « Les hernies, dit-il, arrivent quelquefois à

(1) Dictionnaire en 30 vol., art. Ombilic.
(2) Loc. cit. p. 705 et suiv.

la partie de la ligne blanche qui s'étend depuis le cartilage xyphoïde jusqu'à la circonférence de l'ombilic, et qui forme une espèce de bande aponévrotique privée de fibres charnues et large d'environ un pouce ; car quoique cette bande soit naturellement d'un tissu fort serré, elle se relâche cependant par les extensions considérables qu'elle souffre dans les grandes hydropisies, et par les efforts auxquels elle est exposée dans les vomissements violents, de sorte qu'elle est alors facilement forcée par les parties intérieures... L'endroit où nous avons vu des hernies de l'estomac est, à la partie supérieure de la ligne blanche, immédiatement au-dessous du cartilage xyphoïde ; or cette partie, comme tout le reste de la bande, est purement aponévrotique, et par conséquent, entièrement dénuée de fibres charnues. De plus, l'aponévrose est large et plus mince dans cet endroit qu'ailleurs, en sorte que la rareté des hernies qui arrivent dans ce lieu ne peut être attribuée qu'à la situation ordinaire du corps qui donne aux parties flottantes du ventre une pente qui les empêche de faire aucun effort considérable sur cette partie ».

Ajoutons que les muscles droits de l'abdomen forment un angle aigu ouvert en haut, et que, très légèrement distants au-dessous de l'ombilic, ils limitent au-dessus un sinus de plus en plus grand, laissant entre eux la portion la plus large du raphé fibreux abdominal. Celui-ci, qui peut être exagéré encore par suite d'une anomalie congénitale, est formé par l'entre-croisement de fibres aponévrotiques qui déterminent et circonscrivent de petits espaces losangiques allongés, peu marqués ordinairement, comblés par des pelotons graisseux, mais susceptibles, dans certaines conditions prédisposantes ou occasionnelles, de se dilater et de livrer passage à de l'intestin ou de l'épiploon.

Les *causes* en sont, outre la prédisposition anatomique à laquelle nous venons de faire allusion, une faiblesse native de toute la paroi, une disposition congénitale et souvent héréditaire, en vertu de laquelle les hernies épigastriques sont assez fréquemment multiples ou coïncident avec d'autres hernies abdominales.

On en a vu à tous les âges ; mais on n'en cite pas de congénitales. Scarpa et Malgaigne nient même leur existence et le premier ne les admet pas, même dans l'enfance, contrairement à l'opinion de Guersant qui croit qu'elles se font aussi souvent dans le voisinage que par l'orifice de l'ombilic.

Quoi qu'il en soit, ce sont surtout des hernies de l'adulte, hernies de force, hernies par éraillement pour Cruveilhier ; hernies de faiblesse pour Duplay et la plupart des auteurs. Tous les cas ne sont pas identiques dans leur mode de production et il en existe à l'appui de ces deux manières de voir, on peut dire qu'elles se montrent en vertu d'une prédisposition et sous l'influence d'une cause occasionnelle telle que efforts violents ou répétés : c'est là, en effet, l'étiologie la plus fréquente ; les traumatismes ont été signalés quelquefois, de même, les écarts de régime. Nous voyons aussi, dans presque tous les traités, accuser les distensions considérables de la paroi abdominale par la polysarcie, la grossesse, l'ascite, une tumeur ; et, comme conséquence, leur fréquence est indiquée comme plus considérable chez les femmes.

Or, dans une seule des observations que nous avons vues, la grossesse peut être invoquée comme circonstance adjuvante ; parmi les nombreuses malades atteintes de tumeurs abdominales, que M. Terrier a eu l'occasion d'examiner, il n'en a pas rencontré qui fussent atteintes de hernies épigastriques (1) ; et parmi les 10 cas dont nous relatons les observations, un seul a trait à une femme. Malgaigne (2) en 1835, dans une statistique de 10, trouvait 5 hommes et 5 femmes.

L'*anatomie pathologique* est intéressante à étudier : la forme régulière, losangique, allongée des orifices fibreux de la ligne blanche se modifie sous la pression de la partie herniée ; les angles s'émoussent, l'orifice prend une figure ovale, à grand axe transversal, quelquefois aussi vertical, à bord inférieur arrondi et plus large. Le centre n'en répond pas toujours exactement à la ligne médiane, il est souvent un peu à gauche, plus rarement à droite de celle-ci ; le diamètre en est ordinairement très petit, les bords résistants et tranchants.

Le *collet* se moule sur l'orifice et, là, comme au niveau des autres orifices herniaires, mobile d'abord, il peut sous diverses influences, contracter avec lui des adhérences ; ses dimensions sont toujours très faibles relativement à celles du *sac*.

Celui-ci, dans tous les cas nécroscopiques ou opératoires que nous avons vus, est décrit comme très mince, réduit à quelques tractus celluleux plus ou moins difficilement isolables, et il a même pu passer inaperçu. Sa

(1) Communication orale.
(2) Loc. cit., p. 236.

mobilité est ordinairement plus grande que dans les hernies ombilicales, et il est souvent doublé d'une grande quantité de graisse, dans les cas où une tumeur graisseuse a précédé et provoqué le développement de la hernie véritable.

Les autres enveloppes sont la peau, le tissu cellulaire sous-cutané, le fascia superficialis et le fascia transversalis; inutile d'ajouter que ce sont là, en dehors de la peau, qui peut être elle-même amincie et ulcérée, des plans en quelque sorte théoriques et qu'ils sont intimement fusionnés surtout à la partie supérieure de la tumeur, pour peu que la hernie soit ancienne.

C'est sur le *contenu* qu'on a le plus discuté, et, avant que des autopsies fussent venues éclairer la question, c'était là, il est vrai, le point intéressant, étant donné les symptômes digestifs graves et tenaces presque toujours observés, alors même et surtout qu'il s'agissait de petites hernies, de volume disproportionné avec l'intensité de ceux-ci.

Dans le principe, alors que nulle observation nécroscopique n'était encore venue en travers de cette opinion, on croyait avec Garengeot, Fr. Pipelet, Chopart, A. Cooper, Siebold, etc., que, dans tous les cas, l'estomac était pincé ou partiellement hernié. Se basant sur deux autopsies, de Lapeyronie et de Littre, et aussi sur le raisonnement et la disposition anatomique de l'estomac, Richter, Léveillé et, avant eux, Günz et Bertrandi, contestèrent jusqu'à la possibilité de la présence de ce viscère. Bien que des cas personnels de Nélaton et Desprès leur aient permis d'affirmer l'existence de la gastrocèle, on est d'accord pour admettre aujourd'hui, comme incomparablement plus fréquente, la présence, dans ces hernies, de l'épiploon seul ou avec de l'intestin, du côlon transverse et de l'intestin grêle.

On y a trouvé quelquefois une partie du ligament falciforme et notamment le cordon fibreux de la veine ombilicale, ou celle-ci non oblitérée. (Cas de J. Cloquet, *Th. d'ag. 1819*; de Foucher, *Bull. de la Soc. anat.* 1851; de Kirmisson, *eod. loc.*, 1885; de M. Terrier reproduit plus loin).

M. Duplay, dans sa thèse d'agrégation, 1866 (p. 65), expose d'une manière très explicite le processus de cette variété de hernie.

Rien de spécial à signaler relativement aux rapports du sac avec son contenu ; celui-ci est comme dans les autres hernies, libre dans le diverticule séreux ou adhérent à lui.

Le *début* est insensible, progressif; ou, au contraire, brusque, subit, répondant à une cruelle sentation de déchirure et succédant à un effort.

Les signes physiques ne sont pas toujours faciles à percevoir, et de petites hernies ont pu être méconnues de longues années, tandis qu'on soignait médicalement les troubles gastriques du malade. Leur volume, en effet, est le plus souvent très faible ; dans la plupart des cas, nous l'avons vu comparé à une fève, une cerise, une noisette, et on conçoit qu'à travers une paroi épaisse, elles puissent échapper à l'exploration. Exceptionnellement, elles atteignent le volume d'une tête de fœtus ou d'adulte; leurs dimensions peuvent, du reste, sous l'influence d'un effort, d'un écart de régime augmenter d'une façon passagère ou définitive.

Elles ne sont pas toujours uniques, et outre la fréquence, que nous avons signalée déjà, de leur coïncidence avec d'autres hernies ombilicales, inguinales, etc., nous avons vu plusieurs fois décrite la présence de deux tumeurs voisines, adjacentes ou superposées.

La forme en est ovale ou aplatie latéralement, arrondie, ou piriforme si elles sont volumineuses. Au point de vue de la consistance et de l'exploration plessimétrique, les signes en sont, comme dans les hernies d'autre siège, variables avec le contenu.

Apparentes, surtout si on regarde le malade de profil, dans la station debout ou mieux dans la position penchée en avant et en lui faisant faire effort, elle sont ordinairement réductibles par la simple pression ou même par le fait seul du décubitus dorsal. Cette réductibilité peut, il est vrai, être ou devenir par suite d'adhérences, incomplète ou nulle.

Des troubles fonctionnels multiples ont été signalés. Et d'abord la douleur : celle-ci affecte les formes les plus diverses et les irradiations les plus étendues. Spontanée, exagérée par la pression, les efforts, la toux, les excès alimentaires ou même les repas les plus réguliers, elle peut être au contraire calmée par ceux-ci; son point de départ est la tumeur, mais ce n'est pas là toujours son siège de maximun; elle s'irradie à l'estomac, aux lombes, à la région abdominale tout entière, à la tête et même du côté du rectum et de la vessie. Il y a surtout des accès paroxystiques de gastralgie et d'entéralgie survenant à une distance régulière des repas et affectant ainsi une sorte de périodicité utile au diagnostic; le moment, la cause, la durée et l'intensité de ces paroxysmes sont essentiellement variables avec les individus.

Les troubles digestifs sont aussi fréquents et affectent de même la plus grande variété : dyspepsie sous toutes ses formes; vomissements même sanglants, diarrhée ou constipation ont été signalés ; tous phénomènes persistants, tenaces, conduisant à l'amaigrissement, à la dénutrition, même à l'hypochondrie, d'autant que la véritable cause en ayant été souvent méconnue, ils ont pu, pendant longtemps et sans succès, être traités comme révélant une affection gastro-intestinale.

Ajoutons que parfois ces tumeurs ont passé silencieuses, au point de ne pas même attirer l'attention de ceux qui en étaient porteurs ; mais elles peuvent, par l'intensité de leurs symptômes, conduire le hernieux, dans la classe de la société où elles sont le plus fréquentes, à cette décevante alternative ; ou de rendre ses souffrances intolérables en continuant de travailler, ou de renoncer au travail qui le fait vivre.

On a pu, méconnaissant des hernies épigastriques, songer, en présence de troubles digestifs rebelles auxquels elles donnaient lieu, aux diverses affections gastro-intestinales chroniques; et, dans les cas de prédominance des phénomènes nerveux, à une foule d'affections locales ou générales étrangères : abcès du foie, de la paroi, douleurs rhumatismales, hystérie, hypochondrie, etc.

Il est bon d'être prévenu, et en présence de signes inexpliqués et persistants, de la nature de ceux que nous avons indiqués, résistant à la thérapeutique médicale ; en présence surtout, si la tumeur est de très petit volume, d'une douleur localisée sur la ligne omphalo-xyphoïdienne et exagérée par la pression, il faut explorer cette ligne soigneusement. Si cette exploration, faite sur le malade dans le décubitus dorsal, reste négative, il faut le faire asseoir ou rester debout et même pencher en avant ; le regarder de profil, le faire tousser et palper la région ; on trouvera ainsi la tumeur jusqu'alors méconnue. Le faisant ensuite coucher, il est possible de reconnaître alors en ce point, avec la pulpe du doigt, une petite dépression qui n'est autre chose que l'orifice de la hernie spontanément réduite par le décubitus.

Le diagnostic du contenu est soumis aux mêmes règles et au même manuel opératoire que pour les autres hernies ; la tumeur est mate ou sonore, ou présente ces deux caractères. Dans la première hypothèse, a-t-on affaire à une épiplocèle ou à une tumeur graisseuse ? Hâtons-nous de dire, et nous y reviendrons à propos de ces dernières, qu'on ne peut arriver qu'à des probabilités basées sur les symptômes fonctionnels et que, dans la majorité des cas, le diagnostic est absolument impossible.

Sonore, elle contient de l'estomac ou de l'intestin ? on a donné, en faveur de la présence du premier, ce signe : que l'ingestion d'un liquide fait disparaître la sonorité ; outre qu'il contrarie la théorie physiologique de Küss et Duval, nous n'avons vu dans aucune observation qu'il ait rendu quelque service.

Au reste, on sait combien est exceptionnelle, si tant est qu'elle existe, la hernie de ce viscère ; on sait, par contre, qu'on a trouvé bien plus souvent le côlon transverse d'abord, l'intestin grêle ensuite et on peut conclure à la présence de l'une ou l'autre de ces parties du tube digestif ; les distinguer est impossible ou superflu ; nous ne parlons pas de l'issue du ligament falciforme qu'on n'a jamais reconnue que pendant l'opération ou sur le cadavre.

En cas de grosse tumeur partiellement mate et sonore, on peut là, comme ailleurs, la considérer comme une entéro-épiplocèle.

Mais, il faut bien le reconnaître, la hernie est le plus souvent d'un volume trop peu considérable, constituée qu'elle est par un peu d'épiploon ou un pincement de l'intestin, pour fournir aucun renseignement plessimétrique.

Les troubles fonctionnels eux-mêmes sont d'un médiocre secours, étant similaires dans la plupart des cas ; et nous sommes forcé d'avouer que ce diagnostic est bien souvent d'une difficulté qui serait désespérante, si son exactitude importait beaucoup pour le traitement.

Si un certain nombre de petites tumeurs épigastriques sont portées sans inconvénients et même à l'insu du hernieux, nous savons qu'il n'en est pas toujours ainsi ; que celles-ci peuvent à un moment donné, comme d'autres dès leur formation, donner lieu aux troubles graves que nous avons signalés. Si les complications y sont plus rares que dans les autres hernies, l'étranglement notamment y est moins exceptionnel que ne le croyait Velpeau, et y affecte une marche plus rapide que dans la hernie ombilicale. Leur méconnaissance facile implique un danger de plus ; celui de prendre leur étranglement pour une péritonite et de ne pas songer à une intervention qui serait le salut.

On a observé un cas de typhlite avec perforation et péritonite mortelle dans une hernie sus-ombilicale du côlon ascendant (*Bulletin de la Soc. anat.*, 1877, H. Legendre).

On voit que le pronostic est loin d'être toujours bénin ; il est aggravé encore par les professions pénibles, et c'est dans la catégorie des individus qui les exercent que leur fréquence est plus grande, leurs symptômes moins tolérables, et ce sont eux qui viennent le plus souvent solliciter une intervention que nous croyons du devoir du chirurgien de ne pas leur refuser.

Hernies graisseuses. — Morgagni (1) est le premier à avoir, sur des observations vagues de Schultze et de Petsche, parlé des tumeurs graisseuses extra-péritonéales. Pelletan (2), dans ses leçons, enseigne pour la première fois leur existence et le mécanisme par lequel elles peuvent préexister à de véritables hernies en déterminant leur formation. J. Cloquet avait, dès 1817, dans sa thèse de doctorat, prévu ce mécanisme et disait (p. 77) : « des vésicules adipeuses développées à l'extérieur du péritoine peuvent, au moyen du pédicule vasculaire qui les supporte et les nourrit, tirer cette membrane à travers les ouvertures naturelles des muscles de l'abdomen et déterminer la formation d'un sac dans lequel s'engagent quelquefois les viscères abdominaux ».

Mais aucune de ces considérations n'a trait spéciale-

(1) Lettre 43e, p. 10
(2) *Clinique chirurg.*, t. III, p. 33 et suiv.

ment à la région épigastrique. C'est Velpeau (1) qui
signale leur fréquence et assez souvent leur multipli-
cité en ce point, et Bérard (2) décrit bien ces tumeurs
extra-péritonéales.

Depuis, les classiques reconnaissent deux variétés de
ces tumeurs : 1° les tumeurs graisseuses proprement
dites, formées d'une petite masse adipeuse simple, en
connexion avec la face externe du péritoine par un pédicule plus ou moins épais; 2° les hernies graisseuses compliquées de la présence, dans leur épaisseur, d'un prolongement du péritoine et qui, par cette particularité, se
rapprochent davantage des hernies proprement dites.

Depuis Cloquet, Pelletan, Cruveilhier, on admet généralement que cette inclusion du péritoine se fait dans
une tumeur graisseuse préexistante et qu'elle est due à
la traction exercée par celle-ci sur la séreuse ; Pelletan (3) compare ce phénomène à celui de la descente du
testicule. Pour Bernutz (4), ces diverticules péritonéaux
seraient, au contraire, d'anciens sacs partiellement obli-
térés et ultérieurement chargés de graisse.

Quoi qu'il en soit, et cette question n'intéresse pas
notre sujet, leur siège est le même que celui des hernies
proprement dites; l'orifice en est une éraillure de la ligne
blanche; il n'y a naturellement pas de sac. Les enveloppes sont formées par la peau doublée du tissu cellu-

---

(1) Traité d'anatomie chirurgic., t. II, p. 8 et passim.
(2) Loc. cit.
(3) Loc. cit., p. 35.
(4) Th. d'ag., 1848.

laire sous-cutané et d'une trame celluleuse résultant de la fusion des fascia superficialis et transversalis.

La tumeur elle-même est constituée par une petite masse graisseuse, ordinairement lobulée dans la première variété; contenant, dans la seconde un petit prolongement diverticulaire du péritoine, généralement épaissi, funiculaire, de consistance fibreuse. Nous ne parlons pas des cas où, dans ce prolongement séreux, se trouve de l'épiploon; ils rentrent dans les hernies proprement dites.

On a signalé également, dans l'épaisseur d'une de ces masses graisseuses, la présence de kystes qui ont pu faire croire à un sac.

Ces tumeurs ont avec le péritoine des relations vasculo-nerveuses qui ont pu déterminer du côté de la séreuse des accidents tels qu'on a redouté leur excision à l'égal de la herniotomie.

Leur volume est peu considérable; on les a comparées presque toujours à une noisette, un haricot, une fois à une pomme (Laënnec) (1). Arrondies, globuleuses, à surface régulière, lisse ou légèrement bosselée, uniques ou souvent multiples, mates à la percussion elles sont parfois réductibles; fréquemment elles ne le sont pas ou présentent une fausse réductibilité, disparaissant à la pression dans l'épaisseur de la paroi et non dans la cavité abdominale.

Souvent très bien supportées et même méconnues du malade, elles peuvent, dans d'autres cas, se compliquer de coliques insupportables, de troubles digestifs et ner-

(1) Note sur une nouvelle espèce de hernie, 1807.

B.

veux comparables à ceux que provoquent les hernies proprement dites, rendant impossible tout travail un peu pénible et obligeant les malades à solliciter l'intervention chirurgicale.

Leur *pronostic*, pour être moins sévère que celui des hernies vraies, présente donc une gravité dont on doit tenir compte, si l'on songe surtout qu'une tumeur graisseuse peut être le premier degré d'une hernie viscérale.

Le *diagnostic* des hernies graisseuses serait important à faire, au point de vue de l'intervention ; mais il est loin d'être facile ; on peut reconnaître l'existence de la tumeur, si l'attention est attirée de ce côté, mais a-t-on affaire à une tumeur extra-péritonéale pure ou avec diverticule séreux? Les signes physiques seuls sont absolument impuissants à renseigner sur ce point : les coliques sont peut-être en faveur de cette dernière hypothèse ; mais rien de moins certain.

On a donné quelques signes distinctifs de l'*épiplocèle* : Réductibilité plus fréquente de celle-ci, mais il y en a d'irréductibles : troubles gastriques plus intenses et plus constants, ce qui est loin d'être vrai dans tous les cas : dureté plus grande de la tumeur graisseuse (Scarpa) (1); mais la consistance de l'épiploon se modifie à la longue : indolence de celle-là, surtout si on la comprime latéralement (P. Bérard) (2); mais à la moindre inflammation, elle devient douloureuse.

Bref, dans la majorité des cas, on ne peut arriver qu'à des probabilités ou rester dans le doute.

(1) Loc. cit.
(2) Dict. en 21 vol., art. Ombilic.

Le diagnostic avec une petite hernie intestinale devrait être plus simple ; et, en effet, il doit y avoir des antécédents, des symptômes fonctionnels plus éloquents. Il n'en est pas moins vrai qu'un certain nombre de faits existent, auxquels nous avons fait allusion déjà, dans lesquels des phénomènes de péritonite, d'occlusion intestinale, survenant chez un individu porteur d'une tumeur épigastrique, ont fait croire à une hernie étranglée jusqu'au moment de l'intervention où l'on s'est aperçu d'une simple coïncidence avec une tumeur graisseuse.

Nous verrons plus loin quelle conduite on peut tenir en pareille occurence, et nous croyons l'erreur ou l'insuffisance de diagnostic d'une importance moindre qu'on ne serait tenté de le supposer.

III

INDICATIONS

Par l'historique que nous avons donné, par la description que nous avons faite des hernies épigastriques, il est facile de voir d'une part que les auteurs s'en sont relativement peu occupés, au moins au point de vue du traitement, et d'autre part qu'elles méritent plus de sollicitude de la part du chirurgien.

Elles n'ont nulle tendance à la guérison spontanée par le resserrement de l'anneau, comme les hernies ombilicales ; ni par la pression d'une pelotte qui, pour assurer la contention doit tendre plutôt à accentuer l'écartement des fibres de l'orifice. Elles occasionnent des douleurs, parfois insupportables, rendant toute occupation manuelle impossible ; elles provoquent des troubles digestifs d'une intensité telle que l'existence même du malade a pu courir des dangers de ce fait. Le traitement palliatif, préconisé jusqu'à ce jour, a pu être utile quelquefois ; dans les hernies irréductibles, il n'est pas applicable ; dans nombre de cas susceptibles de réductibilité et même de contention, il a été complètement inefficace ; ces cas relèvent absolument et uniquement de la cure radicale.

L'innocuité, garantie aujourd'hui par l'antisepsie rigoureusement pratiquée, met la question sur un terrain tout différent de ce qu'il était autrefois, et le grand impédimentum, le spectre de la péritonite, étant écarté, on peut opérer hardiment. Pourquoi, du reste, cette variété résisterait-elle à l'impulsion donnée depuis dix années, avec de si nombreux succès, au traitement chirurgical des hernies en général?

Nous allons essayer de préciser davantage les indications de ce traitement.

Et d'abord, on peut, ce nous semble, éliminer les cas d'étranglement ; nous avons vu que rare sans doute est cette complication, mais elle existe. Les tentatives de taxis ne doivent, là plus qu'ailleurs, être renouvelées et prolongées qu'avec une extrême circonspection, les désordres allant vite. L'indication de la kélotomie est donc bien vite formelle et urgente, et la tentative de cure radicale, comme dans les hernies des autres orifices, se présentera comme un temps secondaire et tout naturel de l'opération.

C'est le principe qui avait guidé M. J. Lucas-Championnière dans le cas relaté par M. Kirmisson, à la Société anatomique (Séance du 26 février 1875). Il s'agissait d'une femme de 55 ans, présentant une volumineuse hernie ombilicale et, en même temps, une petite hernie épigastrique dont on diagnostiqua l'existence et l'étranglement: la kélotomie fut faite et on trouva une entérocèle. Un bouchon de graisse qui la doublait fut laissé au dehors et les lèvres de la plaie rapprochées par trois points de suture métallique.

Mais les accidents duraient depuis quatre jours et la malade ne survécut pas.

Tel est aussi le cas suivant de Carl Gussenbauer (*Prager medizinische Wochenschrift*, 1884, *vol.* IX, 1, *p.* 2), que nous résumons, intéressant à plus d'un titre, et qui se présentant dans des conditions bien meilleures, fut suivi de guérison.

Un médecin de 58 ans, porteur d'une hernie scrotale, vit survenir à chacun de ses avant-bras un petit lipôme, et peu de temps après une tumeur analogue à la région épigastrique, tumeur qu'il sentait divisée en deux parties latérales par une cloison médiane correspondant à la ligne blanche. Plusieurs années après, il ressentit une douleur subite à ce niveau : songeant à un étranglement, il parvint à réduire la tumeur et les accidents disparurent. Dix ans plus tard, la tumeur de côté droit, puis celle du côté gauche, devinrent tendues douloureuses et irréductibles ; il y eut syncope et vomissements : c'est alors que Gussenbauer diagnostiqua l'étranglement et pratiqua la herniotomie. Il trouva dans chacune des deux tumeurs graisseuses une anse intestinale incluse qu'il réduisit. Les bords de la plaie furent suturés, les accidents d'étranglement disparurent. Quatre semaines après, une cicatrice résistante empêchait toute protrusion de l'intestin et, depuis, toute trace de hernie a disparu.

On peut, même avant la découverte de l'antisepsie, qui dans cette dernière observation a été rigoureusement pratiquée, retrouver des cas de kélotomie épigastrique pour étranglement, couronnés de succès. C. W. Unde (*Langenbeck's Archiv. für klinik. chirurg.*, 1869. *Bd* II, *p.* 285) en cite un certain nombre.

Nous n'insisterons pas davantage sur l'éventualité de l'étranglement : la hernie épigastrique est, à ce point de vue, parfaitement comparable à la hernie ombilicale ; or la question est jugée. En admettant qu'on ne puisse obtenir cette cure radicale, c'est une nécessité opératoire de la tenter, puisqu'on est forcé d'occlure l'incision faite au péritoine et qui est assimilable à une plaie pénétrante de l'abdomen.

Nous ne saurions mieux faire du reste que de renvoyer à la thèse d'agrégation de Segond (1883, p. 263), où, en ce qui concerne la hernie ombilicale, ce point est traité avec toute la science de l'auteur.

A côté de ces cas d'étranglement nettement caractérisés, on peut placer ceux, aussi fréquents, dans lesquels des symptômes simulant l'étranglement surviennent chez un malade porteur d'une tumeur épigastrique, dont la nature n'est pas déterminée et qui est innocente des phénomènes observés. Scarpa (1) formulait ainsi la conduite à tenir : « Je dois rappeler aux jeunes praticiens que, dans les cas où le diagnostic est obscur et laisse un doute sur la véritable nature de la tumeur, on ne doit pas hésiter à la mettre à découvert. L'opération ne peut causer aucun accident au malade, tandis que s'il existait réellement une hernie étranglée, le plus léger retard pourrait lui être préjudiciable ».

Si telle était la règle à suivre il y a trois quarts de siècle, avec combien plus de sécurité et de chances de succès ne doit-on pas aujourd'hui pratiquer ce précepte.

Il n'entre pas dans notre sujet de préconiser le traitement chirurgical de l'occlusion intestinale et de la péritonite : mais, en présence des tentatives déjà faites,

---

(1) Addition au mémoire sur la hernie ombilicale, p. 107.

n'est-on pas en droit de dire que ce sont là des opérations d'avenir? L'exploration à main armée conseillée par Scarpa, ne pourrait-elle pas être, dans un certain nombre de ces cas, le premier temps de la laparatomie?

Sans plus nous arrêter à ces éventualités, nous nous contenterons de résumer en un mot la conduite à tenir dans l'étranglement des hernies qui nous occupent : tenter, comme dans les autres kélotomies, la cure radicale.

Voyons à présent, quelles sont, en dehors de l'étranglement, dans les hernies proprement dites et les hernies graisseuses, les indications de l'intervention chirurgicale.

Hernies proprement dites. — Celles-ci peuvent, nous l'avons vu et nous en avons un exemple frappant dans notre observation n° 7, acquérir parfois un *volume* considérable, celui d'une tête d'adulte par exemple ; et on conçoit la gêne qui, à ce siège, en doit résulter. Elles peuvent néanmoins être réductibles et souvent, au début au moins, elles le sont. Dans cette hypothèse, le port d'un bandage pourrait à la rigueur être tenté ; il pourrait être conseillé aux malades sédentaires ou qui, de par leur condition sociale, ne sont astreints à aucun travail pénible, et peuvent s'entourer de toutes les précautions possibles ; surtout si, à ces heureuses considérations extrinsèques, ils joignent un excellent appareil broncho-pulmonaire et n'ont pas à compter avec des accès d'asthme, des quintes de toux, etc.

Le traitement palliatif pourra être encore la ressource obligée des vieillards, des diabétiques, des albuminuri-

ques, des cachectiques avancés, des sujets à parois abdominales passives se laissant forcer à tous leurs orifices.
Mais dans tous ces cas ce ne sera qu'un pis-aller.

Plus encore que dans les autres hernies, les bandages,
quelle que soit leur complication, et en raison de celle-ci,
sont gênants, souvent dangereux, ne facilitent guère
l'effort musculaire et sont pour le hernieux, comme le dit
M. Championnière : (*cure radic. des hernies*, 1887) « un
véritable ennemi destiné à augmenter les chances d'accidents ».

Si, en thèse générale, cette appréciation des bandages
est juste, combien plus encore sont-ils inefficaces lorsqu'il
s'agit de malades obligés, par leur profession, à des
efforts continuels et pénibles ; leur hernie volumineuse
sera difficilement coercible, s'échappera au moindre et
facile déplacement de la pelotte, ou forcera la résistance
d'une ceinture impuissante à suppléer, dans l'effort musculaire, une paroi trop faible. Les excoriations, l'inflammation, tous les accidents de la hernie seront constamment à redouter. Nous ne parlons pas des douleurs qui,
si elles n'existent pas dès le début, se développent bien-
tôt sous l'influence de ces incessantes irritations.

On conçoit que, dans ces conditions, le traitement chirurgical s'impose, et les malades, du reste, ne tardent pas
à le requérir.

Volumineuses et irréductibles, ces tumeurs ne laisse-
ront pas longtemps d'hésitation sur le choix du traitement
à adopter. Là, il ne peut être question d'appareils contentifs. Indépendamment de la simple gêne mécanique
résultant de leur volume (nous ne disons rien du côté

esthétique) elles sont constamment exposées, de quelque précautions qu'on s'entoure, aux chocs, aux frottements, aux contusions, et laissent toujours sous la menace d'accidents graves.

Est-il besoin d'ajouter que bien rarement s'impose seule la considération du volume, qu'il s'agisse de hernies coercibles ou irréductibles. Les troubles nerveux et gastro-intestinaux leur sont, dans la majorité des cas, trop étroitement liés pour ne pas plaider éloquemment en faveur de l'intervention qui seule peut efficacement les faire cesser.

Petites, indolentes, sans retentissement sur le système nerveux ou digestif, elles justifieraient à la rigueur le port d'un bandage qu'on pourrait appeler *préventif*; mais, en fait, on est rarement consulté à leur sujet et jusqu'au premier accident, elles restent sans traitement.

S'accompagnent-elles, au contraire, de ces phénomènes graves que nous avons signalés ; si nous nous en rapportons aux observations de Garangeot, Pipelet, etc., qui ont été assez heureux pour ne rencontrer que des hernies réductibles, le traitement palliatif fait merveille, au moins immédiatement. On conçoit, en effet, que l'intestin ou l'épiploon cessant d'être déplacés, tiraillés, reprenant leur place, leur fonctionnement normal, cessent de réagir ; mais ils n'attendent qu'une occasion, une quinte de toux, un effort, un excès du malade, le moindre déplacement du bandage pour forcer de nouveau l'orifice et donner lieu aux troubles antérieurs.

Ces petites hernies, du reste, triomphent du bandage en leur échappant, comme les grosses en leur résistant et grâce à cette difficile contention, elles exposent aux mêmes dangers.

Irréductibles, et elles le sont ou le deviennent fréquemment, elles prêtent aux mêmes considérations que celles de volume plus considérable, en les exagérant même ; en effet, en faveur de l'intervention plaide encore cette particularité que, dans l'étranglement, les lésions vont bien plus vite.

Mais, quelles que soient leurs dimensions, *réductibles et plus ou moins imparfaitement coercibles*, ou au contraire, *irréductibles*, les hernies épigastriques, quel que soit leur contenu, présentent des *phénomènes nerveux*, des *troubles digestifs* qui donnent à leur histoire clinique son caractère spécial. Nous n'avons pas à revenir sur l'énumération et la description de ces symptômes ; nous dirons seulement que c'est bien plus souvent sur l'intensité de ceux-ci que sur la considération du volume que se pose la question de l'intervention chirurgicale. C'est ce qui résulte de l'étude de toutes nos observations, et même, dans la VIIIe, les troubles fonctionnels primaient encore les inconvénients du volume de la tumeur.

Dans tous les cas, nous voyons l'existence rendue insupportable aux malades par les douleurs, ou compromise même par l'acuité et la persistance des troubles gastro-intestinaux ; dans tous les cas aussi, nous voyons les unes et les autres aggravés par le travail manuel qui, à un moment donné, devient impossible.

Dans de telles conditions, le traitement chirurgical tel qu'il a été pratiqué, ne semble-t-il pas uniquement indiqué et absolument justifié ?

Nous n'avons pas cru devoir établir, au point de vue des indications, de distinction entre les *entérocèles* et les *épiplocèles*. Ces dernières, si elles gênent peu par leur volume (toutes celles dont nous avons vu la relation étaient très petites), sont absolument comparables aux entérocèles en raison des tiraillements douloureux qu'elles occasionnent, du retentissement qu'elles provoquent, soit spontanément et d'une manière continuelle, soit à l'occasion du moindre traumatisme, du repas le plus sobre, sur le système nerveux et le tube digestif. Tels ont été ces troubles dans nos observations nos IV, V, VIII, IX, X.

Réductibles et facilement *coercibles*, elles pourront, dans les mêmes conditions et avec les mêmes réserves que précédemment, être traitées par les moyens contentifs, s'ils suffisent à faire disparaître les troubles fonctionnels.

Irréductibles et douloureuses, et le cas est fréquent, elles ne sont justiciables que du traitement chirurgical.

Il nous paraît superflu d'envisager l'hypothèse d'une *entéro-épiplocèle*; les indications en ayant été implicitement formulées dans les considérations précédentes, ou plutôt se confondant avec celles-ci.

En résumé, si dans certaines conditions sociales, les hernies épigastriques réductibles, peu volumineuses ou même d'un volume plus considérable, peuvent être justiciables du simple traitement palliatif; celles qui, quelles qu'en soient les dimensions, sont irréductibles, s'accompagnent de phénomènes nerveux ou digestifs graves et par là interdisent aux malades le travail qui leur fournit leurs moyens d'existence, doivent être traitées par la cure radicale.

En 1866 (1), M. Duplay disait à propos des hernies ombilicales : « Lorsque la hernie est assez volumineuse, difficile à réduire et surtout à contenir, qu'elle expose à de fréquentes douleurs abdominales, qu'elle empêche le malade de se livrer à ses occupations ; enfin lorsque celui-ci désire avec ardeur une opération qui puisse le délivrer, *bien que tous les dangers de cette opération lui aient été préalablement exposés*, je pense que dans ces circonstances exceptionnelles, la cure radicale peut être tentée ». N'est-il pas permis d'appliquer ces conclusions aux hernies épigastriques, en en modifiant quelques termes ?

Sans doute, les dangers que court le malade ne doivent pas lui être dissimulés ; c'est un précepte qui pour toute opération, doit être suivi ; mais sur cette question de dangers, qu'il nous soit permis de nous arrêter un instant.

Si l'existence du malade était réellement compromise par l'opération ; si on ne la tentait qu'avec les chances problématiques de succès et même de survie qu'on avait autrefois ; si, en un mot, on avait encore aujourd'hui les mêmes motifs que jadis de redouter, comme à peu près sûrement mortelle, toute atteinte accidentelle ou chirurgicale portée au péritoine ; nous serions moins téméraire, moins affirmatif dans l'énoncé de nos indications : nous n'aurions pas, ce qui peut paraître la ridicule prétention de fronder l'autorité et l'expérience de chirurgiens tels que ceux que nous avons cités.

(1) Th. d'ag., p. 84.

Mais, depuis la découverte de l'antisepsie, depuis les perfectionnements apportés à la méthode de Lister, depuis surtout que l'esprit de cette méthode a pénétré dans les mœurs chirurgicales, toutes différentes sont les données du problème et tout autre doit en être la solution. Avec des précautions rigoureusement prises pendant l'opération et les pansements ultérieurs, et il est bien entendu que c'est là une condition exclusive, l'innocuité doit être absolue.

On sait quels succès ont les laparatomistes, avec quelle confiance on ouvre les articulations ; c'est par cen-taines que se chiffrent à présent les statistiques heu-reuses de cure radicale des hernies inguinales, crurales et ombilicales en Allemagne, en Amérique, en Angle-terre, en Suisse : M. J. Championnière, fort d'une série de dix cas, vient de publier une brochure préconisant l'opéra-tion, et notre maître, M. Terrier, la pratique depuis 1884.

Pourquoi la hernie épigastrique inspirerait-elle plus de craintes et ne participerait-elle pas comme les autres au bénéfice de l'intervention ? Celle-ci ne répond-elle pas pleinement au précepte de Gerdy qui admettait qu'on peut recourir à une opération pourvu qu'elle soit *plus sûre*, *plus efficace* que tout autre remède et qu'elle ne soit pas la source de plus de *souffrances* et de plus de *dangers* que la maladie à laquelle on l'oppose ?

Exécutée suivant les indications que nous avons posées la cure radicale n'est pas le remède *plus sûr* et *plus effi-cace*, mais le *seul sûr et efficace* : il n'est point question ici de *souffrances* et, quant aux *dangers*, nous avons, ce nous semble, démontré leur inanité.

Dans quelques-unes de nos observations, sont notées, après la guérison, la persistance d'une pointe de hernie, et la nécessité, au moins temporaire, de porter un bandage ; or, ce désidératum pourrait permettre d'arguer de l'inefficacité de l'opération.

Sans doute, l'idéal, dans ces faits n'a pas été atteint ; mais on ne peut rendre une méthode responsable d'imperfections particulières et, dans quelques cas, à peu près impossibles à éviter. Du reste, si on parcourt ces mêmes observations, on pourra voir que, dans tous les cas a été obtenue la cessation des douleurs et des troubles digestifs. N'est-ce point là un résultat capable à lui seul de justifier l'intervention ?

Quant à l'objection basée sur le port d'un bandage, elle s'applique aussi bien aux hernies en général et, qu'on nous permette d'y laisser répondre M. Championnière(1) : « Même ceux qui devraient porter un bandage toute la vie seraient très heureux de n'être exposés à aucun des accidents de la hernie. Ils sont soulagés et ne courent plus de dangers. Est-ce que cela ne mérite pas le nom de cure radicale, parce qu'il leur faudra prendre certaines précautions pour assurer le maintien du résultat obtenu ? »

Le malade, en outre, sollicite avec instance l'opération. Nous le voyons dans presque toutes nos observations. Ce n'est évidemment pas une raison suffisante pour la lui accorder d'emblée ; mais étant donné son innocuité et son efficacité, il n'y a plus lieu, comme on devait le faire

(1) Loc. cit., p. 4.

encore en 1866, de *lui en exposer préalablement les dangers* ; on ne peut que lui en faire ressortir les bénéfices, et la lui proposer s'il n'en soupçonne pas la possibilité et les bienfaits ; en un mot, au lieu de *pouvoir* être tentée, elle *doit* être tentée.

Hernies graisseuses. — Ce que nous venons de dire des hernies proprement dites nous met à l'aise pour traiter des hernies graisseuses. Celles-ci, comme nous l'avons montré et comme nos observations le prouvent, sont assez souvent le point de départ, du côté de l'appareil digestif ou du système nerveux, de phénomènes sympathiques intenses et rebelles, au point que le diagnostic s'est égaré plusieurs fois sur une épiplocèle, ou même une petite hernie intestinale.

Ici les bandages ne peuvent rien : la tumeur est extra-péritonéale ; on ne la réduira donc pas dans la cavité : si elle semble disparaître par le taxis, c'est au-dessous ou dans l'épaisseur de la paroi ; la pelotte, bien qu'elle ait été plus d'une fois conseillée, ne peut que la comprimer dans cette position et accroître les troubles qu'elle cause.

L'indication ne peut être discutée si la tumeur est simple ; il s'agit de l'excision d'un simple lipome, pédiculé sans doute sur le péritoine, mais sans connexion avec la cavité et ne nécessitant pas l'ouverture de la séreuse.

Ce n'est pas, du reste, une innovation que le traitement chirurgical de ces tumeurs ; nous avons vu que dès le commencement de ce siècle, s'il n'était pas officiellement enseigné, plusieurs auteurs le considéraient comme très rationnel et qu'il a été pratiqué un certain nombre de fois.

La tumeur est-elle compliquée de l'inclusion d'un diverticule péritonéal, ce qui est impossible à prévoir, ce n'est pas une contre-indication : ce n'est qu'une précaution opératoire de plus à prendre, et nous y reviendrons dans le chapitre suivant.

En résumé, les tumeurs graisseuses extra-péritonéales simples ou compliquées, indolores, ne sont justiciables d'aucun traitement tant qu'elles ne gênent pas par leur volume, ce qui doit être exceptionnel, et nous les avons toujours vues très petites.

L'excision, dans tous nos cas, a fait disparaître, par un processus encore inexpliqué, les phénomènes dyspeptiques et nerveux auxquel. elles donnaient lieu ; l'opération est inoffensive et efficace, elle doit donc être pratiquée chaque fois que, par leur intensité, ces troubles portent le malade à requérir un traitement.

IV

Faire disparaître le canal herniaire et en occlure l'orifice, c'est-à-dire restituer à la paroi sa continuité, tel est le double but auquel doit tendre l'opération de la cure radicale des hernies épigastriques.

Nous n'avons pas à nous occuper ici dés innombrables procédés, sanglants ou non, imaginés pour la cure des hernies en général et nous ne pouvons mieux faire que de renvoyer à la thèse d'agrégation de M. Segond (1883).

Ce qui nous intéresse ici, ce sont les manœuvres employées dans les faits que nous reproduisons : nous allons les passer en revue et tâcher d'en déduire une méthode opératoire générale

Les premiers temps de l'opération : incision de la peau, dissection et ouverture du sac, ont été pratiqués à peu près de la même façon : Incision perpendiculaire à la tumeur, c'est-à-dire parallèle à la ligne omphalo-xyphoïdienne, tel a été le procédé employé, sauf par J. Reverdin qui fit la sienne demi-circulaire, à convexité supérieure ; deux fois aussi, M. Terrier pratiqua une incision supplémentaire perpendiculaire à la première.

Le sac ouvert, on a réduit l'intestin s'il s'en trouvait ;

l'épiploon, préalablemenent serré dans une ou plusieurs ligatures a été réséqué et son pédicule réduit, sauf dans notre observation IX. M. Reynier s'en est servi pour obturer l'orifice en le fixant entre les lèvres de celui-ci au moyen des fils de catgut passés, en l'embrochant, d'un rebord fibreux à l'autre.

Dans les observations où est indiqué le traitement du sac (VII, VIII et X), on voit qu'il a été réséqué après ligature ; dans les autres, il n'en est pas fait mention, soit que, extrêmement mince, il ait échappé à la dissection (V et IX) soit qu'en réalité il ait fait défaut, la hernie étant extra-péritonéale (III, IV).

C'est dans l'occlusion de l'orifice que les détails opératoires ont le plus varié : c'est là, en effet, le temps le plus essentiel, celui dont le succès importe le plus et se montre le plus difficile à obtenir.

L'avivement a été pratiqué dans nos observations VI, VII et VIII ; dans les autres, mention de ce détail n'a pas été faite ; ou bien il a été systématiquement omis, comme dans l'observation IX, où l'on s'est servi du bouchon épiploïque.

Le crin de Florence et la soie phéniquée, une fois ; le catgut et les fils d'argent, trois fois, ont été employés pour le rapprochement et le maintien jusqu'à réunion des bords de l'orifice.

Dans nos observations VI et VIII, toute la paroi a été prise dans l'anse des fils d'argent ; dans les autres, il y a eu deux plans de suture dont le plan profond (III, IV, IX) a été tantôt perdu, tantôt pratiqué à l'aide de fils non résorbables (V, X).

Une fois un lambeau de peau a été réséqué. Dans tous les cas, la peau a été suturée superficiellement ; enfin quatre fois, sur huit, on a pratiqué le drainage.

Nos deux premières observations, anciennes, ne fournissent pas de détails sur la technique suivie : les autres ont été faites conformément aux principes de la méthode de Lister.

De cette analyse, nous allons essayer de déduire une méthode opératoire éclectique en envisageant les diverses éventualités en présence desquelles on peut se trouver.

Et d'abord, il est superflu de maintenir ici la division que nous avions adoptée en *hernies proprement dites* et *hernies graisseuses*. Avant d'opérer, on ignore souvent si on va découvrir un simple lipôme extra-péritonéal, une épiplocèle ou l'une de ces tumeurs graisseuses compliquées de l'inclusion d'un diverticule péritonéal, vide ou contenant lui-même de l'épiploon.

Quel que doive se montrer le contenu de la tumeur, les premiers temps de l'opération seront les mêmes.

Avant tout, on n'aura omis aucune des précautions antiseptiques, et elles continueront d'être prises pendant toute la durée de l'opération. Les trois ou quatre jours précédents, on aura laissé la tumeur recouverte d'une couche de vaseline additionnée de sublimé dans la proportion de 1/1000. Avant l'incision, l'aire opératoire sera soigneusement rasée, savonnée et lavée avec une solution phéniquée au 1/20 : des compresses imprégnées de cette même solution seront disposées autour de la hernie et sur le lit, partout où les mains de l'opérateur ou des aides pourront reposer et où pourraient être temporairement déposés les instruments au cours de l'opération. Ceux-ci auront été plongés depuis une demi-heure au moins, dans la solution phéniquée forte (5 0/0). Les mains de l'opérateur et des aides auront été scrupuleusement lavées dans l'eau phéniquée au 1/40 ou une solution de sublimé au 1/1000. On aura des éponges parfaitement aseptiques ; spray phéniqué.

On fera alors à la peau, et comprenant toute l'épaisseur de celle-ci, une incision perpendiculaire à la tumeur, et la dépassant largement en haut et en bas : si la hernie est assez volumineuse, on pourra en faire une deuxième à angle droit sur la première, de manière à déterminer quatre lambeaux angulaires qui, disséqués et relevés, permettront de voir clair et de poursuivre à l'aise la dissection souvent délicate des plans sous-jacents.

Couche par couche et, au besoin, à l'aide de la sonde cannelée, on franchira le tissu cellulaire et on arrivera ainsi sur une *masse graisseuse* ou sur le sac.

La conduite à tenir alors différera dans l'une et l'autre de ces deux hypothèses : dans la première, on s'efforcera d'isoler, d'énucléer en quelque sorte la tumeur graisseuse et de la pédiculiser le plus près possible de l'orifice ; puis, avec précaution, on l'incisera par minces couches successives pour s'assurer qu'elle ne contient dans son épaisseur aucun prolongement séreux. Sûr qu'on n'a affaire qu'à une lipôme herniaire, on l'excisera simplement ou après avoir préalablement enserré dans une anse de catgut son pédicule, si on a quelque raison d'y soupçonner la présence d'un petit vaisseau.

La masse graisseuse cesse, au contraire, d'être homogêne à la section et on tombe sur un diverticule séreux; on s'assurera qu'il est vide, puis on traitera la tumeur compliquée comme la tumeur simple, par l'excision au niveau de l'anneau; mais on aura soin de suturer comme un véritable sac l'orifice péritonéal ainsi créé par la section de ce diverticule à sa base.

S'il contient de l'épiploon on a alors affaire à une véritable hernie, avec cette particularité que le sac, au lieu d'être simplement formé par la séreuse, est doublé d'une plus ou moins grande quantité de graisse adhérente, et on entre dans la technique opératoire des entérocèles ou des épiplocèles vraies.

Après la section et la dissection des téguments et des couches cellulaires sous-cutanées, on arrivera sur le sac parfois extrémement mince, adhérent et d'autant difficile à reconnaitre; il sera incisé avec précaution afin de ne pas intéresser l'épiploon et surtout l'intestin.

Dans l'hypothèse d'une entérocèle, l'intestin est *libre* ou *adhérent*: *libre*, il sera refoulé par l'anneau dans la cavité abdominale et maintenu au moyen d'une éponge, montée sur une pince à forcipressure et confiée à un aide, jusqu'au moment de la ligature du sac.

Adhérent, il sera libéré aussi minutieusement que possible et réduit de même; dans l'éventualité d'une perforation accidentelle, il faudrait suturer avant de poursuivre.

L'épiploon sera traité de même: sans adhérences, il sera, comme l'intestin, réduit et maintenu; adhérent, il sera l'objet d'une dissection soigneuse poussée jusqu'à l'anneau fibreux et au delà, de telle sorte qu'il puisse être libéré complètement, mobilisé et un peu attiré au dehors. Alors, au moyen de l'aiguille de Reverdin ou de l'aiguille mousse de M. Championnière, on le transfixera à sa base, aussi loin que possible, et on passera un double fil de fort catgut parfaitement aseptique dont les deux bouts *enchaînés* étreindront fortement le pédicule. Si la quantité d'épiploon hernié est trop considérable et que cette double ligature, en raison de la largeur du pédicule, ne suffise pas, on passera deux ou plusieurs séries de fils qui seront enchevêtrés comme les précédents et fortement noués ; on réséquera alors au-dessous de cette liga-ture et on réduira le moignon après l'avoir touché avec de la solution phéniquée forte.

On s'occupera alors du sac : par une dissection délicate, s'il est simple et aminci, plus facile, s'il est doublé de graisse, on s'efforcera de l'isoler, de l'individualiser, en quelque sorte : des pinces à pression seront disposées à la périphérie des lambeaux, de manière à dessiner un infundibulum dont le sommet répond à l'anneau fibreux. A ce niveau, ou même un peu au delà, si le collet n'est pas adhérent, on passera encore, au moyen de l'aiguille de Reverdin, un double fil de catgut dont les deux anses entre-croisées comme pour la ligature de l'épiploon, étreindront fortement la portion la plus étroite du sac, et celui-ci sera réséqué au-dessous.

La hernie est détruite et le canal herniaire n'existe plus.

Reste à réaliser la deuxième partie du but qu'on se propose : l'obturation de l'orifice, la restitution de la continuité de la paroi ; c'est par la suture de cet orifice et dos téguments qu'on l'obtiendra; et ici, la marche à suivre est la même quelle qu'ait été la nature de la hernie.

On avivera, au bistouri ou aux ciseaux, les lèvres de l'orifice; il sera bon même, s'il est circulaire, de le débrider en haut et en bas de façon à lui donner, pour faciliter l'affrontement, une forme plus allongée, elliptique.

On pourrait même, dans quelques cas, comme le pratique M. Championnière (1) lorsqu'il tente, dans l'ovariotomie, la cure radicale d'une hernie ombilicale, opérer un dédoublement de la paroi, afin de mettre en contact de plus grandes surfaces cruentées. Il ne faut pas faire cet avivement avec trop de parcimonie, les chances de réunion et de résistance de la cicatrice ultérieure, étant d'autant plus grandes, que les surfaces avivées se correspondront plus largement.

L'hémostase provisoire aura été assurée au cours de l'opération, au moyen de pinces à pression, puis les ligatures seront faites au catgut, à la soie phéniquée ou ayant séjourné dans une solution de sublimé au 1/100.

Restent à appliquer les sutures destinées à faire et à maintenir le rapprochement des bords.

Deux procédés peuvent, suivant les cas, être mis en œuvre : Est-on en présence d'un très petit anneau, épais bien avivé, on pourra, comme cela a été pratiqué dans nos observatians III et IV, faire avec de fort catgut, ou du *chromic gut* moins rapidement résorbable, un plan perdu de sutures dont le nombre de points sera commandé

(1) Loc. cit., p. 89.

par le diamètre de l'orifice. Les téguments seront ensuite suturés séparément.

Si celui-ci est plus large, que le rapprochement des bords nécessite une traction plus forte, on emploiera le procédé conseillé par M. Terrier (1); on fera avec l'aiguille tubulée ou celle de Reverdin des points de suture d'argent comprenant dans leur anse, comme pour les laparatomies, toute l'épaisseur de la paroi abdominale et les deux lèvres de l'orifice.

Dans le premier cas, la suture des téguments sera faite sur un plan distinct, au moyen de crins de Florence ; dans le deuxième, quelques points superficiels de la même substance, passés de même avec l'aiguille de Reverdin, pourront être interposés aux fils d'argent pour parfaire la réunion.

Dans les cas de hernie volumineuse, ou lorsque la peau se sera insuffisamment rétractée, il sera indiqué d'en réséquer un lambeau, en le taillant de la manière la plus convenable pour sauvegarder l'affrontement ultérieur.

A moins de très petite hernie et de très petite incision, il faudra pratiquer le drainage : nous le conseillons même dans tous les cas; on pourra le supprimer du reste au bout de quelques jours.

On s'occupera alors du *pansement* : celui-ci d'une importance majeure, sera rigoureusement antiseptique, et méthodiquement établi de la manière suivante :

Une bandelette étroite de *protective* sera placée sur

(1) 2e Congrès de chirurgie, séance du 22 octobre 1886.

— 58 —

la ligne de suture ; par-dessus un carré épais de plusieurs doubles, de gaze iodoformée ; on appliquera alors, pour exercer de la compression, une éponge aseptique ou un tampon d'ouate stérilisée et phéniquée, puis un nombre suffisant de compresses de Lister ; une bande d'ouate phéniquée sera disposée autour du pansement qui sera complété par une pièce de *mackintosh* assez large pour le déborder de toutes parts ; au-dessus, il sera bon d'ajouter encore une bonne couche d'ouate ordinaire. Une large ceinture de flanelle fixera cet ensemble qui sera encore mieux assujetti si on ajoute quelques tours d'une bande de tarlatane mouillée.

A moins d'un suintement séro-sanguin assez abondant pour apparaître à l'extérieur, ce qui doit être exceptionnel ; où d'une élévation de température qui ne doit pas être à redouter si toutes les précautions que nous avons indiquées ont été prises, on ne touchera pas au pansement avant cinq ou six jours. Alors celui-ci sera renouvelé sous *le spray* et *antiseptiquement* ; si tout se passe régulièrement, on pourra retirer le drain et les sutures superficielles. On se basera sur la marche de la plaie pour déterminer la fréquence des pansements ultérieurs et le moment de l'ablation des fils profonds ; dans les cas réguliers, deux ou trois pansements, doivent suffire, dans un intervalle de 12 à 15 jours, pour assurer la réunion.

On prescrira ensuite, pour un temps variable, mais toujours un peu long, le port d'un bandage.

Si maintenant, nous faisons la critique résultats

obtenus, nous voyons, dans nos *dix* observations que :
Dans 3 cas, il a persisté une pointe de hernie et une légère éventration dues, de l'aveu de l'opérateur, à une imperfection du manuel suivi :

Dans 4 cas, une fistule qui, trois fois, s'est comblée de six semaines à huit mois après l'opération : l'une d'elles (obs. VIII) après issue spontanée du fil en chaîne jeté sur l'épiploon.

La réunion immédiate est signalée formellement chez cinq opérés; a été incomplète, mais en majeure partie obtenue chez les autres.

Dans la moitié des cas, les opérés portent un bandage soit à cause de la persistance d'une pointe de hernie, soit par mesure préventive : dans les cinq autres, cette précaution a été jugée superflue.

Quatre sur sept des malades dont la cure a été parfaitement obtenue ont été revus de 1 à 9 mois après l'opération et il n'y avait pas trace de récidive, malgré la reprise de travaux pénibles.

Une seule fois, il y a eu des phénomènes passagers d'épiploïte : *jamais d'accidents mortels*, ni même réellement inquiétants.

Dans tous les cas, les douleurs et les troubles gastro-intestinaux, pour lesquels l'opération avait été sollicitée ou proposée, *ont disparu* ; les malades ont pu reprendre le travail, parfois très pénible, qu'ils avaient été contraints d'abandonner, ceux-même chez lesquels a persisté un peu d'éventration, celle-ci étant *facilement et sans douleurs*, compensée par une ceinture.

OBSERVATIONS

OBSERVATION I

MAUNOIR, de Genève. Art. Variétés du *Journal de médecine,
chirurgie, pharmacie,* etc. par MM. CORVISART, LEROUX et BOYER
T. XX, p. 327, 1810 (1).

Un ouvrier âgé d'environ 32 ans, d'une taille au-dessus de la
moyenne et digérant habituellement très bien, commence en 1794
à éprouver des douleurs à la région ombilicale un certain temps
après le repas, ce qui eut lieu le printemps et l'automne seulement,
pendant plusieurs années, ensuite du printemps à l'automne sans
interruption et enfin toutes les saisons indifféremment. Pendant
les 2 ou 3 premières années, la maladie ne se manifestait que par
les douleurs dont nous venons de parler : mais depuis, une tumeur
assez dure s'est montrée un peu au-dessus du nombril ; elle était
très sensible au toucher, 5 à 6 ans après et paraissait être station-
naire. Voici quelle était à cette époque la situation du malade :

Une heure environ après le déjeuner, il ressentait dans la région
du nombril une douleur analogue aux maux de ventre ordinaires
et qui se prolongeait jusqu'à 11 heures, souvent jusqu'à midi,
heure de son dîner. Vers les deux heures 1/2 le mal se faisait
sentir de nouveau et durait jusqu'à 5 ou 6 heures du soir, quelquefois plus tard. Pendant la nuit, le malade n'éprouvait ordinairement aucune incommodité et, le matin, il se trouvait parfaitement bien.

La nature des aliments n'avait aucune influence sur ces paroxysmes, mais l'introduction pendant leur durée, de quelque
substance alimentaire ou médicamenteuse peu active, et particu-

(1) Obs. tirée du Bulletin de la Société médicale d'émulation que
nous n'avons pu nous procurer.

lièrement du lait chaud, était presque toujours suivie d'un soulagement marqué. Le malade se soulageait encore assez souvent lorsqu'il comprimait sur un banc ou sur un lit les parties voisines du nombril ; on crut, en conséquence, que l'application d'un bandage compressif pourrait lui être utile et on lui en fit faire un ; mais il ne remplit pas le but qu'on se proposait.

Cet homme étant venu à Genève au mois d'avril 1802, s'adressa à M. Maunoir aîné, chirurgien d'une grande réputation. Celui-ci ayant pris connaissance des symptômes de la maladie, reconnut l'existence d'une tumeur non susceptible de réduction entre l'épigastre et l'ombilic, soupçonna une hernie épiploïque de la ligne blanche et engagea le malade à subir une opération qui, dans tous les cas, ne pouvait avoir que de légers inconvénients et dont il espérait quelque succès ; cette opération fut faite le 8 du même mois.

Après avoir fait à la peau qui est en avant de la ligne blanche une incision longitudinale M. Maunoir vit distinctement à cette région deux tumeurs piriformes rouges, assez fermes et ayant beaucoup d'analogie avec les polypes de l'utérus, dont l'une, qui était supérieure, avait la grosseur d'une fève de marais et l'autre celle d'un petit œuf de pigeon. Les ouvertures par lesquelles ces tumeurs communiquaient avec les parties contenues dans l'abdomen étaient extrêmement étroites, M. Maunoir hésita s'il les dilaterait afin d'amener au dehors les organes contigus qui pourraient participer à la dégénération que les tumeurs présentaient, mais n'ayant rien remarqué qui indiquât une lésion située plus profondément il fit l'excision de chacune de ces tumeurs et laissa rentrer dans le ventre les pédicules qui les supportaient.

Dès cet instant, dit-il, tous les symptômes qui auraient pu faire croire à l'existence d'une maladie de l'estomac disparurent tout à fait et pour toujours ; la plaie se réunit à peu près par première intention, quelques points seulement suppurèrent pendant une huitaine de jours.

L'absence de sac fait supposer, comme le remarque du reste l'auteur de l'article, qu'il ne s'agissait pas d'une épiploeèle, mais de tumeurs graisseuses. Quoi qu'il en soit, deux faits sont à noter dans cette observation, la confiance qu'avait Maunoir dans l'innocuité de l'opération et la disparation complète des douleurs après celle-ci, c'est-à-dire après excision des hernies graisseuses.

Observation II

Par RADEMACKER, Brunswick, 1857, *Langensbeck's archiv. für klinisch. chirurg. 1869, Bd II, p. 285.*

Herniotomie pour hernie épigastrique inflammée.

Femme de 39 ans, petite, blonde, ayant eu dix enfants, le dernier depuis 6 mois : assez nombreuses maladies antérieures, entre autres un typhus grave ayant duré neuf semaines. Dès la seconde semaine de ce typhus, crampes stomacales douloureuses qui persistent et vont en s'exacerbant : les douleurs depuis lors sont quotidiennes.

Depuis un an, elle a remarqué au-dessus de l'ombilic une tumeur qui s'est développée progressivement : troubles gastriques encore plus accentués.

Le 24 février 1857, la tumeur siège à un pouce au-dessus de l'ombilic, sur la ligne blanche et mesure 5 à 6 pouces de diamètre; elle est fluctuante, sonore à la percussion; la peau est très amincie; les douleurs sont très vives : la malade réclame l'opération.

Le 26. On pratique la herniotomie : section des téguments, issue de pus en petite quantité, de beaucoup de matières fécales et de gaz. On s'aperçoit que dans la manœuvre on a intéressé le côlon transverse. On bourre la plaie avec de la charpie molle.

Une fistule persiste durant six semaines : les crampes douloureuses ont complètement disparu.

Le 25 avril suivant, la plaie est cicatrisée et, deux ans plus tard, la malade a un nouvel accouchement.

Cette observation, tout ancienne et incomplète qu'elle est au point de vue de l'opération et du résultat en tant que cure radicale, montre encore néanmoins la disparition des douleurs après l'intervention. L'opérée est revue deux ans plus tard, puisqu'on signale un accouchement à cette époque, et il n'est pas fait mention de récidive.

OBSERVATION III

CZERNY de Heidelberg. — *Mittheilung aus der chirurgischen Klinik der Herrn Geh. Hofrath Prof. Dr Czerny in Heidelberg. — Ueber Enderesultate der Radikaloperationem von Hernien*, par le Dr H. Braun. *Berliner klinische Wochenschrift*, 1881, IV et V. p. 45 et 63.

G. B., âgé de quarante et un ans, fut admis le 16 mai 1879, souffrant d'une hernie de la ligne blanche datant du mois de janvier précédent, et considérée par le médecin traitant comme cause des pesanteurs et des vives douleurs épigastriques dont se plaignait le malade. Sur la ligne médiane existait, à deux centimètres au-dessus de l'ombilic, une tumeur molle, élastique, douloureuse à la pression, capable de réduction partielle ; il se produisait, à ce moment, une petite ouverture dans la paroi abdominale, qui permettait l'introduction de l'extrémité du petit doigt.

Le 17 mai 1879, opération par le prof. Czerny. Une incision perpendiculaire de 7 centimètres découvrit une tumeur de la grosseur d'une noisette ; la section de la peau et du tissu cellulaire sous-cutané permit d'arriver sur une masse graisseuse, résistante, enveloppée d'une épaisse membrane de nature conjonctive, qui plongeait dans la cavité abdominale par un pédicule traversant l'ouverture de la ligne blanche. Ce petit lipome sous-séreux fut fortement tiré au dehors, le pédicule fut lié le plus profondément possible avec un gros fil de catgut et la masse fut réséquée ; l'on vit alors qu'un petit diverticule péritonéal, sans contenu, avait été inclus dans la ligature. Le pédicule lié fut libéré des adhérences qui l'attachaient aux bords de l'anneau, et réduit.

Les bords de l'ouverture furent rapprochés par deux points de suture en catgut, et la plaie cutanée fut suturée à la soie. Le catgut fut passé de haut en bas et coupé court. Petit drain.

Le soir, les douleurs épigastriques reparurent ; elles diminuèrent après l'application de glace et l'administration de 0 gr.015 de morphine.

Réunion par première intention ; pansement complètement enlevé au sixième jour.

Le lendemain de l'opération, le malade souffrit de douleurs à l'épigastre ; depuis, elles ont complètement disparu.

Le 1er juin, le malade sortit guéri. Ceinture élastique, avec pelote.

Le malade écrivit plusieurs fois et fut revu à plusieurs reprises. Les douleurs n'avaient jamais reparu.

OBSERVATION IV

Par J.-L. REVERDIN (*Revue médicale de la Suisse Romande*,
5 janvier 1882).

Epiplocèle sus-ombilicale irréductible.—Cure radicale.—Guérison.

H. W..., 17 ans, tapissier, vient me consulter au mois de septembre 1882 pour des douleurs qu'il éprouve chaque fois qu'il est obligé de faire un effort un peu violent, ce qui lui arrive fréquemment à cause de sa profession ; il attribue le point de départ de ses douleurs à une petite grosseur qu'il présente juste au-dessus de l'ombilic.

Voici son histoire : D'une taille moyenne, de faible corpulence W..., ne paraît pas jouir d'une forte santé ; dans son enfance, il a eu des convulsions, et il lui en est resté un nystagmus très prononcé. En 1875, à la suite d'une chute sur la tête, il a éprouvé pendant plusieurs mois, des céphalalgies violentes et persistantes ; enfin, il présente des intermittences du pouls avec faux pas du cœur, cependant il n'accuse pas de palpitations.

Au mois de janvier 1881, en portant un divan, il éprouve une très violente douleur au niveau de l'ombilic ; il ne perd pas connaissance, ne vomit pas, mais reste alité pendant deux jours ; du reste il ne voit pas de médecin.

C'est quelque temps après qu'il voit au-dessus du nombril une petite grosseur douloureuse à la pression.

Depuis son accident, W..., ressent fréquemment des douleurs dans le ventre, qui lui paraissent avoir pour point de départ cette grosseur ; ces douleurs éclatent à l'occasion de tout effort, s'accompagnent d'une sensation de tiraillement au creux de l'estomac, elles se montrent en particulier chaque fois qu'il veut se mettre au travail peu de temps après ses repas. Du reste, les selles sont régulières et il n'y a jamais eu de vomissements.

L'examen direct permet, en effet, de sentir au 1ᵉʳ au-dessus de l'ombilic, sur la ligne médiane, une petite tumeur du volume d'une cerise ; elle est élastique, assez régulière de forme, très sensible à la pression ; elle paraît s'enfoncer dans les parties profondes de la paroi abdominale par un pédicule plus étroit. La peau qui la recouvre est saine et libre. En pinçant les parties profondes, on sent comme une membrane enveloppant la tumeur : la pression n'en diminue pas le volume. Je diagnostique une hernie épiploïque sus-ombilicale.

Le 6 octobre 1881, le malade entre dans notre maison de santé pour être opéré.

Pas de chloroforme à cause de l'état du cœur : anesthésie locale, Lister.

B.	5

Incisions semi-lunaire à convexité supérieure ; au-dessous de la peau et du tissu cellulaire, je tombe sur un sac très-mince ; celui-ci incisé, je trouve un petit peloton épiploïque, en partie adhérent au sac, mais lâchement, se continuant dans l'abdomen par un pédicule mince.

Le peloton bien libéré, je l'étreins à la base avec un fil de catgut (de Kocher) et résèque la tumeur ; puis après quelques tentatives, je réussis à rentrer le pédicule dans la cavité abdominale, en le poussant avec le bout d'une pince fermée. Un point de catgut est passé à travers les deux lèvres du petit anneau et les rapproche au contact ; cet anneau paraît avoir à peine 1/2 centim. de diamètre. Un trou est fait à l'emporte-pièce, vers la base, sur le lambeau ; suture au catgut, pas de drain. Quelques artérioles ont été liées. Pansement de Lister avec une éponge.

Soir. P. 72. T. 37°,1.

Suites très simples ; à part la constriction du pansement un peu trop forte et qui oblige à le fendre en partie, tout est normal ; appétit, sommeil. Le malade se lève le 10 octobre, c'est-à-dire le 5ᵉ jour.

La température ne dépasse pas 37,2 et le pouls 68.

J'enlève le pansement de Lister pour la première fois, le 11 octobre et le remplace par un simple pansement à l'ouate salycilée, maintenue par une bande de flanelle.

Le malade qui se promène dans la journée depuis le 11, rentre chez lui le 15.

Le 21, je constate la cicatrisation complète, je lui fais faire une petite ceinture avec pelotte ombilicale. Il revient me voir au milieu de novembre ; il ne ressent plus aucune douleur et peut travailler à n'importe quel moment sans aucune gène. Il n'y a pas de tendance à la reproduction de la hernie, ni dans les efforts, ni par la toux, on ne sent pas d'orifice au niveau de l'anneau hernié.

L'auteur fait remarquer qu'avant la méthode antiseptique, une pareille intervention aurait pu à peine se justifier : aujourd'hui il n'en est plus de même et, de fait, les choses se sont passées de la façon la plus simple ; le malade quittait l'établissement le 9° jour et il est dès lors tout à fait débarrassé des douleurs qui le tourmentaient.

OBSERVATION V

Par F. TERRIER (*Revue de chirurgie*) Déc. 1885.

Hernie épigastrique douloureuse. — Troubles de la digestion. — Opération. — Guérison avec éventration: — Disparition des douleurs et des troubles digestifs.

Cosson Paul, demeurant rue Fourcroy, 7, entre à la fin de février 1885, pour se faire traiter d'une hernie douloureuse de la ligne blanche.

Cette hernie, du volume d'une petite noisette, siège sur la ligne blanche à 4 centimètres au-dessus de l'ombilic ; la pression y est très douloureuse et permet de sentir une petite masse dure, lobulée, tout à fait fixée aux plans aponévrotiques sous-cutanés et absolument irréductible.

A-t-on affaire à une hernie graisseuse, ou bien à une hernie épiploïque ; le diagnostic n'est pas facile à formuler. Toutefois, vu les troubles digestifs très accusés, toutes les fois que le malade mange, les douleurs lombaires et les crises de gastralgie, on est autorisé à penser qu'il s'agit d'une hernie épiploïque, qui tiraille l'estomac.

Opération le 9 mars 1885. Après chloroformisation, et usant des préceptes les plus rigoureux de la méthode listérienne, je fais une incision verticale de 8 centimètres de long sur la tumeur ; le tissu cellulo-graisseux sous-cutané sectionné, j'arrive sur un sac herniaire très mince qui est ouvert et dans lequel on constate l'existence d'une petite masse d'épiploon. Cette masse est adhérente ; on en détache les adhérences au niveau du collet de l'anneau fibreux, puis on lie l'épiploon légèrement attiré au dehors, avec deux fils de soie disposés en anses entre-croisées. L'épiploon est réséqué et réduit. Un premier plan de sutures — 4 ou 5 — est fait avec du crin de Florence passé d'un bord à l'autre de l'anneau fibreux; grâce à ce plan, cet anneau est obturé et les bouts de fil sont coupés ras. On place alors un petit drain et la peau est réunie au-dessus par un second plan de sutures superficielles toujours au crin de Florence.

Pansement de Lister rigoureux.

Les suites de l'opération furent des plus simples ; toutefois, s'il fut facile de retirer les fils de crin de Florence superficiels ; il n'en fut pas de même des profonds, qui suppurèrent un peu, au moins extérieurement, au niveau du drain.

La réunion primitive de l'anneau herniaire fibreux ne fut pas obtenue, et quand le malade est sorti de l'hôpital le 15 avril 1885, il restait encore un très petit trajet fistuleux dû à un fil profond probablement non enlevé. Cette fistule finit par se cicatriser, mais il y avait une petite éventration. D'ailleurs, le malade ne souffrait plus du tout lorsqu'il mangeait et ses digestions étaient bonnes.

Je ne revis ce malade que le 18 mars 1886, c'est-à-dire plus d'un an après avoir été opéré. Voici dans quel état il se trouvait alors :

Au niveau de l'ancienne hernie adhérente, existe une cicatrice de 7 centimètres de long, pigmentée et large de 2 centimètres dans ses 2/3 inférieurs seulement. Cette cicatrice est distendue lors des efforts par une hernie qui se produit et se prolonge même un peu à gauche de la cicatrice sous les téguments. Cette hernie, entièrement épiploïque, entre et sort facilement par un orifice dans lequel on peut placer l'extrémité de l'index.

L'opéré, que cette hernie gêne un peu, la maintient mal avec une bande de flanelle. Mais il ne souffre plus du tout de l'estomac, et n'a plus de coliques, si bien qu'il a pu reprendre son travail assez fatiguant et qu'il ne l'a pas quitté depuis une année.

Revu le 4 octobre 1886, G..., qui porte une petite pelote au niveau de sa hernie, pelote maintenue par une ceinture, ne ressent plus aucune douleur de ce côté, et la hernie sort difficilement.

Observation VI

F. Terrier. *Revue de chirurgie.* Décembre, 1886.

Hernie graisseuse de la ligne blanche. — Opération. — Accidents d'épiploïte. — Guérison avec éventration. — Disparition des douleurs et des phénomènes intestinaux.

Bonnard Edouard, quarante et un ans, mécanicien, demeurant 38, rue des Rosiers, à Saint-Ouen, entre le 16 novembre, à l'hôpital Bichat.

Cet homme, de taille assez élevée, porte depuis dix ans environ, une hernie inguinale gauche, qui, maintenue par un bandage, n'a jamais déterminé aucun accident. Il y a six ans, apparition au-dessous du creux épigastrique, à 2 centimètres environ au-dessus et à gauche de l'ombilic, d'une tumeur qui n'était autre qu'une hernie. Celle-ci, ordinairement grosse comme une noisette, augmente notablement de volume lors des efforts nécessités par le travail ; alors elle devient douloureuse et donne lieu à des coliques assez vives, accompagnées souvent de diarrhée. Il n'y a pas eu de vomissements.

Cet état tourmente le malade ; la hernie est irréductible et douloureuse ; aussi les bandages ne font qu'exaspérer les douleurs, au dire du malade, qui veut se faire opérer de cette hernie très certainement épiploïque, étant donné les signes fournis par le palper et la percussion. En effet, la tumeur est absolument mate, et de plus elle offre des lobules multiples dont le nombre paraît augmenter lors des efforts de toux par exemple.

L'opération de la cure radicale est faite le 26 novembre 1885. Anesthésie et précautions antiseptiques minutieuses. La peau est incisée verticalement d'abord et on met à nu une masse adipeuse, offrant le volume d'une noisette et ressemblant à de l'épiploon ;

cette masse paraît adhérente aux parties voisines d'où l'on cherche à l'isoler par une dissection attentive, et en l'attirant peu à peu au dehors. On l'isole ainsi du tissu cellulaire voisin et surtout du collet fibreux de la hernie, et on y place deux ligatures en X et entre-croisées. Ces deux fils de soie sont serrés ; la partie exhubérante de ce qu'on supposait être l'épiploon fut réséquée et réduite dans l'abdomen.

A ce moment, je m'aperçus qu'au centre de cette masse graisseuse, il y avait une sorte de diverticule, dont tout d'abord je ne m'expliquai pas nettement la présence, ni la nature.

Quoi qu'il en soit, l'orifice herniaire fibreux fut débridé en haut et en bas avec des ciseaux et on obtint ainsi deux lèvres avivées, distantes de 2 centimètres environ à leur milieu, l'orifice herniaire ayant environ la dimension d'une pièce de un franc. Ces bords furent accolés par trois gros fils d'argent passés avec l'aiguille de Reverdin et comprenant toute la paroi abdominale. Les sutures superficielles de la peau furent faites avec du crin de Florence. La plaie est donc réunie profondément par des sutures en fil d'argent et superficiellement par des sutures au crin de Florence.

La plaie est saupoudrée de poudre d'iodoforme et pansée avec la gaze phéniquée (méthode de Lister).

L'opération a été faite sous le spray et a duré 40 minutes.

Soir, douleurs assez vives, comparées à des tranchées ayant leur point de départ au niveau de la plaie. T. 38°,2.

Le 27. Le malade a expulsé des gaz par l'anus. Un peu d'agitation. T. 38°. Soif assez vive. Champagne frappé. Glace.

Le 28. Le pansement de la plaie permet de s'assurer qu'elle est en très bon état. Depuis, la nuit, le malade se plaint d'une douleur sourde à droite et au-dessous de l'ombilic ; à ce niveau, la palpation est douloureuse et provoque de la contracture des parois du ventre. T. 39°.

Le soir, même état douloureux. T. 38°,6. Glace. Champagne.

Le 29. Les douleurs de la région iliaque droite persistent et on sent, dans la paroi, un empâtement manifeste, dû très certainement à de l'épiploïte. T. 39°. Soir, 39°,3.

Le 80. On fait le pansement ; la plaie ne suppure pas ; et semble réunie. Il y a un peu de ballonnement du ventre et des éructations gazeuses ; du reste, les gaz passent facilement et sont rendus par l'anus. Glace et eau chloroformée. T. 39°,8 le matin et 39°,8 le soir. Les douleurs abdominales sont localisées au côté droit du ventre.

Le 1er décembre, amélioration légère des douleurs, ballonnement toujours accusé. Matin, 38°,8, soir, 39°. Vomissements aqueux, pas bilieux dans la journée, et quatre selles abondantes.

Le 2. Pas de vomissements. Matin, 38°,7, soir, 38°,4. Lait glacé.

Le 3. L'induration située à droite dans la paroi abdominale, est douloureuse et très facile à délimiter, malgré la tympanite assez accusée. Lait et bouillon froids. T. matin, 38°, soir, 38°,5.

Le 4. Même état. Matin, 38°, soir, 39°.

Le 5. Nouvelle diarrhée, trois selles par jour, 38°,8 le matin, 38°,4 le soir. Diète lactée.

Le 6. Amélioration notable des accidents péritonitiques 37°,7 le matin, 38° le soir.

Le 7. Même état. 37°,5 le matin, 38°,4 le soir. Lait.

Le 8. On applique un large vésicatoire sur l'induration, c'est-à-dire sur la partie latérale droite du ventre. T. matin, 37°, soir, 37°,5. Lait et potages.

Le 9. Amélioration, sauf un peu de diarrhée. 37° le matin, 38,2 le soir.

Le 10. Diarrhée abondante, près de trente selles en vingt-quatre heures ; un vomissement. T. 37° le matin, 38° le soir. Diète lactée, bismuth et opium.

Le 11. Grande amélioration. 37°,5 et 38°. L'induration sous-péritonéale existe toujours ; le tympanisme diminue.

Le 12. On constate l'action du vésicatoire sur cette plaque indurée qui diminue. 37°, 37°,6. État général satisfaisant.

Le 13. Même état. 37,5, 37°,2.

Le 14. La plaie est pansée méthodiquement avec de la poudre d'iodoforme. Les sutures superficielles ont coupé en partie les téguments, par suite de la distension de l'abdomen. Les sutures profondes tiennent toujours. En fait, la plaie se comble, mais par suppuration. 37,5, 37°,6.

Le 15. Même état. 37°, 38°,4.

Le 16. Ut supra. 37°,7, 37°,9. Douleurs persistantes à droite de l'abdomen.

Le 17. Application d'un second vésicatoire volant. 37°, 38°.

Le 18. 37°, 38°,2. L'abdomen est très notablement dégonflé ; l'état général est très bon et le malade s'alimente.

Le 19. Même état d'amélioration. 38°, 37°,5. Un peu de diarrhée.

Le 20. Le pansement est fait et on retire les trois fils profonds d'argent qui sont en quelque sorte libres, ayant coupé les tissus accolés, par suite de la distension du ventre. 37°,9, 37°,7. Diarrhée légère.

Le 21. L'amélioration continue. 37, 37°,7°.

Le 22. La diarrhée a cessé et l'abdomen est totalement dégonflé. 37°. 37°,2.

Les 23, 24, 25, 26, 27, 28, 29, 30, 31. L'état général est excellent. La température varie de 37° à 37°,5. La plaie se cicatrise peu à peu.

2 *janvier* 1886. Le malade se lève et peut être considéré comme guéri. La plaie reste bourgeonnante et doit même être cautérisée au nitrate d'argent.

Le 13. La guérison est presque complète. L'état général parfait.

Le 20. Le malade part pour Vincennes.

Le 8 février, 1886, B..., rentre dans le service ; sa plaie est tout à fait cicatrisée et la cicatrice est un peu distendue et rouge. De plus, il y a une éventration persistante, mais absolument indolore.

Il ne ressent plus de douleurs épigastriques, de coliques, ni ne se plaint plus de diarrhée subite comme avant l'opération.

On lui fait porter une ceinture abdominale, avec une pelote très légèrement convexe au niveau de son éventration, et il quitte l'hôpital le 21 février 1886.

Observation VII

F. Terrier. Observation rédigée sur les notes de M. Rollin, interne
du service (*Revue de chirurgie*, décembre 1886).

*Hernie épigastrique volumineuse. — Entéro-épiplocèle. — Résec-
tion du sac. — Cure radicale. — Guérison de la hernie.*

Le nommé Tiret François, âgé de trente-huit ans, demeurant
à Paris, 106, rue des Moines, entre le 10 février 1886, à l'hôpital Bichat, pour se faire guérir d'une grosse hernie épigastrique.

En 1867, voulant lever un fardeau, ce malade ressentit une
vive douleur à l'épigastre, et une tumeur ayant à peu près les
dimensions d'une noix, apparut dans cette région. Depuis cet
accident, T..., se plaignit de douleurs épigastriques et de vomissements presque continuels, les douleurs apparaissaient toujours
quelques instants après l'ingestion des aliments.

A partir de 1871, l'état du malade s'aggrava, les troubles gastriques s'exagérèrent et pendant 18 mois, l'alimentation ne put
se faire qu'avec des œufs. La tumeur avait peu augmenté de
volume et son accroissement ne date guère que d'une année.

En novembre 1884, après un effort, la hernie augmenta con-
sidérablement et détermina de plus vives douleurs avec des tiraillements très pénibles dans le flanc droit. Fatigué de souffrir, T..,
entra à l'hôpital Necker dans le service du professeur Le Fort, et
y resta du 24 novembre 1884, au 27 février 1885. Le malade
sortit avec un appareil destiné à maintenir la hernie réduite.

Quoi qu'il en soit, le malade ne sachant pas ou ne pouvant pas
bien appliquer cet appareil, il en résulta quelques excoriations
cutanées et probablement aussi des adhérences de l'épiploon au
sac, car la hernie devint en partie irréductible.

Fatigué par cette tumeur devenue douloureuse et irréductible,
souffrant sans cesse de douleurs épigastriques et de tiraillements

dans le flanc droit, incapable d'aucun travail manuel, T... se décida à entrer de nouveau à l'hôpital, désirant une opération qui puisse le guérir radicalement. Il me fut adressé à Bichat, par un de mes collègues des hôpitaux.

A son entrée, le 10 février dernier, on constate au niveau de la région épigastrique une tumeur large, aplatie, pendante, à grand axe transversal et s'étendant du rebord des fausses côtes droites au rebord correspondant à gauche. Un voisin du malade comparait, avec assez de raison, cette tumeur à une mamelle flasque de vieille femme.

La peau qui recouvre cette tumeur est amincie et excoriée en plusieurs endroits. Au toucher, la tumeur est mollasse, pâteuse, surtout, à gauche, où les doigts délimitent nettement des nodosités et des bosselures, qui doivent être rapportées à la présence de l'épiploon adhérent au sac herniaire. A droite, il existe de l'intestin, qui se réduit avec assez de facilité en faisant entendre le gargouillement caractéristique. A-t-on affaire à des anses d'intestin grêle ou au côlon transverse, la question ne peut-être résolue. Quant à la présence d'une partie de l'estomac dans la tumeur, elle ne paraît pas probable, quoique le malade accuse surtout des douleurs quand l'estomac est plein.

Dans les efforts, la hernie augmente de volume et les téguments sont distendus par les viscères sous-jacents sortis de l'abdomen, par une ouverture herniaire offrant les dimensions d'une pièce de un franc environ. Cet anneau fibreux est situé sur la ligne blanche, à 8 centimètres de l'appendice xyphoïde et à 10 centimètres au-dessus de l'ombilic. Son contour n'est pas net et on sent que de l'épiploon lui est adhérent surtout à gauche.

Il n'y a pas d'autres hernies, et même les parents du malade n'en présentaient pas.

L'état général est assez bon ; en ce moment il n'y a plus de vomissement, mais une constipation habituelle et des coliques très douloureuses.

Dès son entrée, le malade est pansé méthodiquement avec de la vaseline au sublimé pour désinfecter le champ opératoire et obtenir la guérison parfaite des excoriations cutanées de la tumeur.

L'opération fut faite le 2 mars 1886, avec l'aide de mes collègues des hôpitaux MM. G. Richelot, Brun et Quénu.

Le sujet, les jambes enveloppées d'ouate et bien couvert de linges chauds, est anesthésié.

La tumeur herniaire est lavée avec la solution forte phéniquée; toutes les parties voisines du champ opératoire sont abritées avec des linges trempés dans la solution phéniquée faible.

L'intestin est réduit et M. Brun maintient cette réduction à l'aide de deux doigts obturant l'orifice herniaire fibreux.

Une incision verticale des téguments est faite sur le milieu de la tumeur, ce qui donne un peu de sang; on arrive assez vite à ouvrir le sac herniaire et on voit qu'il y reste une anse intestinale qui est réduite aussitôt et maintenue réduite.

Toute la partie latérale gauche et inférieure du sac est adhérente à l'épiploon, qui remplit à moitié l'ouverture herniaire. Avec le doigt on circonscrit assez facilement le pédicule de cet épiploon et j'y passe trois fils de soie qui sont disposés en chaîne et serrés. Je me servis de l'aiguille de Reverdin et de fils de soie trempés dans la solution phéniquée forte.

Ceci fait, l'épiploon fut sectionné au delà des ligatures, et après toilette minutieuse il fut réduit dans l'abdomen. L'ouverture herniaire est alors obturée avec une éponge de moyen calibre maintenue par une pince à pression, de façon à empêcher le sang de tomber dans le ventre.

L'épiploon adhérent au sac et le sac lui-même est réséqué à coups de ciseaux, ce qui nécessite l'application de quelques pinces hémostatiques sur des vaisseaux. On s'aperçoit alors qu'au-dessous de l'ouverture herniaire principale, il en existe une seconde, qui laisse sortir de l'épiploon adhérent en partie à cet anneau fibreux. Cet épiploon fut attiré au dehors et libéré de ses adhérences, puis lié. Malheureusement cette ligature se casse, et il faut recommencer toute la manœuvre, c'est-à-dire disséquer, isoler et lier de nouveau le faisceau d'épiploon. Cette ligature est pratiquée avec deux fils de soie croisés en X. Ceci fait, on résèque la partie d'épiploon qui est au delà des fils et on réduit le moignon après l'avoir touché avec un peu de solution forte.

En même temps, on avait sectionné et réséqué la bride fibreuse qui divisait l'anneau herniaire en deux parties. Restait à réséquer le sac. Cette résection d'ailleurs facile est pratiquée à coups de ciseaux et met bien à nu l'orifice fibreux; mais elle s'accompagne d'une hémorrhagie veineuse assez abondante, siégeant en haut et en bas de l'ouverture herniaire et due à la section de la veine ombilicale, non oblitérée, et offrant le volume d'un tuyau de plume d'oie. En haut, je plaçai un fil de soie, sous la veine et à travers la paroi, de façon à aplatir le vaisseau et à empêcher le reflux du sang veineux. Ultérieurement ce fil fut retiré.

Alors, en dehors de l'anneau avivé, et de chaque côté de lui, je passai avec l'aiguille de Reverdin cinq fils d'argent d'assez fort calibre, dont le supérieur fut serré de suite pour arrêter définitivement l'hémorrhagie veineuse par la veine ombilicale non oblitérée.

Les fils passés, on fait la toilette du péritoine avec des éponges montées sur des pinces à pression et l'on s'aperçoit qu'il y a un caillot assez volumineux dans l'épaisseur de l'épiploon réduit. Ce caillot fut enlevé et on put mettre deux petites ligatures de soie phéniquée sur deux petits vaisseaux épiploïques qui donnaient du sang.

Les sutures d'argent furent serrées de haut en bas, l'orifice herniaire était parfaitement obturé. Il persistait alors un énorme sac de peau qui fut réséqué d'abord en côte de melon, de chaque côté de l'incision verticale, puis en travers par deux V à pointes extérieures. Les quatre lambeaux ainsi taillés furent suturés par du crin de Florence et un tube à drainage fut placé sous les téguments entre la suture cutanée et la suture de l'anneau.

Une éponge compressive fut placée sur le protective; pansement de Lister. Bandage de flanelle maintenu par une bande de tarlatane.

L'opération faite sous le spray a duré 1 heure 20 minutes. On avait réséqué 110 grammes d'épiploon et 75 grammes de peau.

3 mars. Journée bonne, un peu de douleur au niveau de la plaie, T. 37°,5.

Le 4. Même état satisfaisant. Matin 37°,5, soir 37°,8.

Le 5. Expectoration abondante, déterminant par les efforts un peu de douleur locale. Selle abondante, suite de lavement. 37°,4 38° le soir.

Les 6 et 7. État général très bon. 37°,4 et 38°,2. 38° et 38°,2.

Le 8. Constipation gênante pour le malade. 38° matin, 39° le soir. On purge le malade.

Le 9. 37°,5, 37°,2 le soir. 1er pansement : pas de pus ; le drain et une partie des sutures en crin sont enlevées.

Le 10. 37°,2 soir 38° ; très bon état général.

Le 14. 2° pansement ; on enlève toutes les sutures qui restent au crin de Florence et on essaye en vain d'enlever un fil d'argent en le détortillant. Malheureusement, on a omis de compter les tours de torsions lors de l'opération.

Matin 37°, le soir 38°,8. Il y a encore une constipation opiniâtre, qu'on combat par des purgatifs salins.

Le 20. 3° pansement : on peut enlever deux fils d'argent.

Le 24. 4° pansement : deux autres fils d'argent sont enlevés.

Il en reste un profondément placé et dont les chefs ont été coupés assez courts, d'où une plus grande difficulté d'extraction. L'état général est excellent ; les digestions bonnes ; l'appétit très développé ; pas de douleurs égigastriques.

Le 26. Le malade se lève ; la plaie est presque tout à fait cicatrisée.

Le 31. Il y a toujours un peu de suppuration au niveau de la plaie, ce qui tient à l'existence du point de suture d'argent qui n'a pu être enlevé. Quelques bourgeons charnus exhubérants sont excisés et cautérisés au nitrate d'argent.

10 avril. Le petit trajet fistuleux persiste encore et suppure, si bien qu'on est obligé de renouveler le pansement tous les quatre à cinq jours. D'ailleurs, la cicatrice est partout fort résistante et il n'y a pas de trace d'éventration probable. Le malade se porte très bien et n'a plus d'accidents gastro-intestinaux.

Dans le courant d'avril, on fait quelques tentatives pour extraire le fil d'argent ; sans y réussir.

4 mai. Un fragment de *laminaria* est placé dans le trajet fistuleux, au fond duquel le stylet atteint le fil d'argent. Douleurs vives, 40°.

Le 5. Le trajet est dilaté ; on voit le fil d'argent, et on peut l'enlever en le détordant. Pas de douleurs ; 38°.

Le 6. État général excellent. Douleurs nulles.

Le 18. La plaie due à l'action de la laminaire est presque guérie, il ne reste plus qu'un point superficiel à cicatriser.

7 juin. Cette fistule ne se guérit pas ; il s'en élimine de petites parties fibreuses dues très certainement à l'action de la laminaire sur les tissus peu vasculaires de la région épigastrique.

Le 23. Le malade part à Vincennes, toujours porteur d'un petit trajet fistuleux de 4 à 5 cent. de profondeur.

Le malade est revu le 20 juillet, après sa sortie de Vincennes. La cicatrice est parfaitement résistante, et il n'y a pas traces de récidive de la hernie. Seulement il persiste toujours un très petit trajet fistuleux oblique en haut et à gauche de près de 5 centimètres de profondeur, qui fournit par jour quelques gouttes de pus.

L'état général du malade est parfait ; toutefois, cette fistule persistante le gêne dans les mouvements étendus.

Le 4 octobre 1886, je revois le malade ; la fistule est restée ce qu'elle était en juillet dernier ; elle est un peu douloureuse parfois, et gêne un peu le malade, qui désire en être tout à fait débarrassé et rentre dans le service pour obtenir sa complète guérison.

Observation VIII

F. Terrier. Notes recueillies par M. Rollin, interne du service
(*Revue de chirurgie*, Décembre 1886).

*Hernie graisseuse et épiploïque épigastrique. — Cure radicale. —
Guérison.*

Lem... Emile, cinquante-quatre ans, chef cantonnier, demeurant 88, rue des Abbesses, m'est adressé par un de mes collègues des hôpitaux le 26 février 1886.

Il y a à peu près deux ans et demi, le malade s'aperçut qu'il portait à la région épigastrique une petite tumeur offrant les dimensions d'une noisette, tumeur d'ailleurs absolument indolore, même à la pression. Cette tumeur était-elle réductible ? Le malade ne peut nous renseigner à cet égard ; toutefois il assure qu'elle augmentait de volume par la fatigue, ou bien lors d'excès alimentaires. Peu à peu, la tumeur s'accrut, et elle atteignit le volume d'un petit œuf de poule, sans d'ailleurs le gêner en quoi que ce soit.

Vers le 10 février 1886, la tumeur devint douloureuse pour la première fois ; depuis, elle a encore grossi et elle est restée douloureuse, surtout lors des grandes inspirations, dans la toux, le bâillement, etc.

Le 23 février, L.... entra à Beaujon ; la tumeur était très douloureuse et tuméfiée ; notre collègue, M. Quénu, fit deux ponctions avec une seringue de Pravaz et retira chaque fois un liquide rougeâtre sanguinolent d'origine manifestement inflammatoire. Les accidents se calmèrent un peu, ce qui permit au malade de quitter Beaujon pour entrer dans notre service, le 26 février 1886, sur les indications de M. Quénu.

Dans la région épigastrique et sur la ligne médiane, à 6 centimètres au-dessous de l'appendice xyphoïde et à 11 centimètres au-dessus de l'ombilic existe une tumeur ovoïde, régulièrement arrondie, sans bosselures, et ayant les dimensions d'une demi-pomme. La partie circonférentielle de cette masse n'a pas de limites bien précises et paraît se confondre insensiblement avec les parties environnantes. La tumeur est dure, rénitente, douloureuse à la pression, immobile sur les parties profondes, irréductible, se durcissant et même paraissant augmenter de volume lors des efforts de toux. On perçoit une fluctuation obscure dans les parties profondes de la tumeur ; enfin elle est absolument mate à la percussion.

L'état général est bon, il n'y a pas de troubles digestifs après l'ingestion des aliments ; seulement la hernie est tellement douloureuse depuis quelque temps, qu'elle rend le travail impossible.

Le malade ne présente pas d'autres hernies et veut être débarrassé de sa tumeur, qu'on suppose être une hernie épiploïque enflammée, avec épanchement dans le sac herniaire. Dès son entrée, la région épigastrique est pansée avec la vaseline au sublimé (1 p. 1000.)

9 mars. — Sous l'influence du repos, la tumeur est moins douloureuse et moins tendue, si bien que la palpation fait découvrir des bosselures multiples à sa circonférence, d'où l'idée de plus en plus accusée en faveur d'une hernie épiploïque.

Opération le 10 mars 1886, avec l'aide de mon collègue des hôpitaux, M. Quénu.

L'anesthésie est un peu longue, on a affaire à un sujet alcoolique.

La peau qui recouvre la tumeur est incisée sur une longueur de 12 centimètres environ ; le tissu cellulaire sous-cutané aussi incisé, on arrive sur une masse graisseuse dure et lobulée, qu'on commence à disséquer pour l'isoler des parties voisines. Dans le but de faciliter cette dissection, les téguments sont sectionnés de nouveau, mais en travers, d'où la formation de 4 lambeaux qu'on rétracte avec 4 pinces à pression fixées au sommet de chacun des angles des lambeaux. La dissection de la masse graisseuse est continuée, et l'on arrive à une sorte de collet fibreux qui répond à l'anneau herniaire fibro-musculaire. Les fibres de ce collet, sectionnées à leur partie inférieure avec le bistouri, il se produit aussitôt une hernie de graisse qui n'est autre que l'épiploon. On était donc entré dans le sac herniaire, qui fut plus largement ouvert et dans lequel on reconnut facilement une cavité renfermant encore un peu de sérosité et une portion d'épiploon offrant les dimensions d'un œuf de pigeon. Ce sac, épais et doublé d'un véritable lipome un peu fibreux, fut enlevé avec des ciseaux. Il restait l'épiploon induré, sortant par l'anneau fibreux et y adhérant. Cet épiploon fut isolé de l'anneau par déchirure des tractus celluleux et peu à peu il fut attiré au dehors jusqu'à ce qu'on puisse passer une double ligature dans sa partie saine. Cette ligature, faite avec deux anses de fil de soie entre-croisés en X, l'épiploon fut réséqué et réduit dans le ventre. Une autre petite masse épiploïque, située à droite de l'anneau, fut encore liée avec un fil de soie phéniqué. L'anneau étant complètement libre, une éponge montée sur une pince à pression fut placée dans l'abdomen, de façon que le sang et les liquides ne puissent pénétrer dans la cavité péritonéale.

Je réséquai alors, à l'aide d'une pince à griffes et d'un bistouri tout le bord de l'anneau fibreux, jusqu'aux muscles droits, et j'en agrandis l'ouverture en haut et en bas de façon à la rendre elliptique, de ronde qu'elle était primitivement. Une ligature dut être placée en haut sur une petite artériole de la paroi. J'obtins ainsi une ouverture de 6 centimètres de long sur 4 centimètres de large.

Je réunis les bords de cette ouverture par 4 points de suture d'argent, avec du gros fil, si bien même qu'il ne put passer dans l'aiguille tubulée qui nous sert pour les ovariotomies et que je dus utiliser l'aiguille de Reverdin.

Ces 4 fils, passés à travers les téguments et comprenant toute l'épaisseur de la paroi abdominale, furent serrés sur la peau, sauf le 3ᵉ fil (en comptant de haut en bas), qui dut être serré sous les téguments, ceux-ci étant coupés en travers à ce niveau. Il fut tourné sur lui-même 5 fois (dix demi-tours).

Cette suture profonde faite, une seconde suture superficielle fut placée avec les crins de Florence pour maintenir la peau. Pas de drainage.

L'opération a duré cinquante minutes ; elle a été conduite avec toutes les précautions de la méthode Listérienne. La tumeur enlevée — sac lipomateux et épiploon — pèse en tout 50 grammes.

Soir, 37°,8. Pas de vomissements.

11 *mars.* Nuit bonne, pas l'ombre de retentissement du côté du ventre. La plaie est seule un peu douloureuse ; 38°,2 ; le soir, 39°. Les gaz sont rendus par l'anus.

Le 12. 37°,4, 37°,7. Le malade accuse un peu de douleur en buvant.

Le 13. État général parfait, le malade veut se lever. 37°, 37°,2. Les 14, 15. 37°,8 ; 37° ; 37°,5.

Le 16. 37°, 37°,5. Constipation qui gêne le malade et lui donne un peu d'agitation la nuit suivante.

Le 17. 1er *pansement.* Pas de pus. Les fils de crin et deux fils d'argent sont enlevés (le supérieur et l'inférieur).

La réunion paraît complète ; 38° le matin, 38° le soir.

Le 18. Le malade est purgé, 37°,6, 38°.

Le 19. 37°,4, 38°,4.

Le 20. 2° *pansement.* On enlève les 2 derniers fils d'argent, le 3° en le détordant.

Le 23. Le malade se lève, et la guérison est presque complète.

Le 30. Au niveau de l'orifice herniaire existe une plaque indurée qui semble un peu douloureuse au toucher.

5 *avril.* La plaque indurée devient douloureuse. Un peu de fièvre le soir.

Le 8. Par l'orifice non cicatrisé d'un fil d'argent, on introduit un stylet, ce qui donne issue à une certaine quantité de pus jaunâtre. Un petit drain est placé dans ce trajet, dilaté avec la pince de Lister.

Le 11. Le drain est enlevé. La suppuration est tarie.

Le 18. Le malade se lève. État général excellent.

Le 20. Il ne reste plus qu'une toute petite plaie superficielle qui est en voie de cicatrisation. Exeat. Le malade porte une ceinture avec une pelote épigastrique, de façon à abriter sa cicatrice.

14 mai. L... est revenu me voir à l'hôpital, il va très bien ; toutefois il persiste un très petit trajet fistuleux qui donne quelques gouttes de pus dans les vingt-quatre heures.

Il a repris son service dans la voirie de Paris et ne se plaint de rien.

Le 20. Même état local. Il y a un peu d'induration à droite de la cicatrice, au point où existe le petit trajet fistuleux.

4 octobre 1886. A la partie supérieure de la cicatrice existe une pointe de hernie qui, d'ailleurs ne détermine aucun trouble et est bien maintenue par le bandage. Au niveau de l'incision transversale existe un trajet fistuleux, oblique en haut et à gauche, qui s'est ouvert il y a huit jours après être resté fermé plus de six semaines. Ce trajet, qui offre 3 centimètres de profondeur, laisse écouler quelques gouttes de pus mêlées de sang.

Du reste, Lemaire ne souffre absolument plus et peut faire son travail sans fatigue.

Nous avons eu occasion de revoir ce malade le 13 novembre 1886 : la fistule persistait à ce moment, et, en l'explorant au stylet, on retira un double fil enchaîné qui fut reconnu pour celui qui avait été jeté sur le pédicule de l'épiploon.

Le 20 novembre, le malade revient encore et nous dit que la fistule est comblée depuis le 15, c'est-à-dire deux jours après l'issue du fil ; on en constate, en effet l'occlusion parfaite. La pointe de hernie persiste sans incommoder le malade qui travaille comme par le passé.

Observation IX (Inédite)

Par M. Reynier, chirurgien des hôpitaux.

*Hernie épiploïque épigastrique irréductible ; cure radicale. —
Guérison.*

Geoffroy Benoit-Ernest, âgé de 22 ans, puisatier, entre à l'hôpital St-Louis le 19 janvier 1886.

Bien portant habituellement, il n'offre aucun antécédent à noter. Porteur d'une petite hernie de la ligne blanche, située à égale distance de l'ombilic et de l'appendice xyphoïde, il entre à l'hôpital à cause des douleurs qu'elle lui occasionne après ses repas ; il éprouve des tiraillements, des nausées souvent suivies de vomissements ; les mouvements sont douloureux et il lui est impossible de se livrer à aucun effort.

La tumeur est grosse comme une petite noix, un peu étalée, irréductible et plus dure lorsque le malade fait contracter ses muscles abdominaux ; la peau, lâche, glisse facilement au-dessus. Mate à la percussion, elle donne au toucher la consistance d'une tumeur lobulée ; ce qui fait songer à une hernie graisseuse de la ligne blanche, diagnostic qui, plus tard, fut modifié devant les douleurs que ressentait le malade après avoir mangé, dans le sens de hernie épiploïque. On lui fait porter un bandage à pelote concave, mais il ne peut être supporté ; il occasionne des envies de vomir et des douleurs avec tendance syncopale. C'est après cette tentative de traitement palliatif et sur les instances du malade qui se sent incapable de faire aucun travail, que je me décide à l'opérer.

Après avoir sectionné la peau et le tissu cellulaire sous-cutané, on arrive sur une petite masse d'épiploon recouverte d'une couche de tissu très mince qui doit être le péritoine ; mais on peut dire qu'il n'y a pas de sac.

Après dissection, on arrive à séparer la masse épiploïque et, en l'attirant un peu, on découvre un orifice arrondi pouvant admettre un gros crayon, orifice limité par l'aponévrose de la ligne blanche. A ce niveau, on pratique la ligature, puis la section de la masse épiploïque, on suture ensuite les bords de l'anneau de la ligne blanche avec des fils de catgut qui prennent dans leur anse le pédicule épiploïque ainsi fixé comme bouchon dans l'orifice.

Les bords de la plaie sont réunis, sans drainage avec des fils d'argent.

Toutes les précautions antiseptiques ont été prises et on fait un pansement à l'iodoforme.

Pas de fièvre à la suite de l'opération ; seulement, 4 jours après il apparaît un peu de rougeur et d'induration le long des points de suture ; on enlève ceux-ci le 5° jour et la réunion est obtenue sauf en un point correspondant à l'un des fils où se forme un petit abcès. Trois autres opérés avaient en même temps de semblables petits abcès au niveau des points de suture, tenant sans doute au défaut d'asepsie des fils.

Le malade sort 8 jours après guéri, et portant un bandage avec pelotte plate qui ne l'incommode nullement ; tous les troubles digestifs ont disparu.

OBSERVATION X (INÉDITE).

Par A. ROUTIER, chirurgien des hôpitaux.

Cure radicale d'une épiplocèle para-ombilicale irréductible, suivie de guérison.

Il y a deux ans, à la suite d'un violent effort pour soulever une pierre dans la carrière de Bagneux, B. François, âgé de 52 ans, éprouva comme une déchirure, une sensation de craquement, dans la région épigastrique : cette douleur persista et c'est au bout de deux jours qu'il s'aperçoit de l'existence d'une tumeur grosse comme un œuf de pigeon, siégeant à 3 travers de doigt au-dessus de l'ombilic à droite de la ligne blanche.

Il montra cette tumeur à un médecin qui conseilla des badigeons à la teinture d'iode.

Peu à peu, la douleur primitive disparut : en temps ordinaire, il n'éprouvait qu'une gêne légère, mais dès qu'il se fatiguait, la tumeur devenait douloureuse et il avait des tiraillements dans le ventre.

Depuis, la tumeur a grossi peu à peu ; elle a acquis le volume d'un œuf de poule, et depuis deux mois surtout, il ne peut plus faire son travail de carrier, assez pénible du reste, sans avoir des tiraillements, des douleurs dans le ventre, quelques troubles gastriques et de la diarrhée.

C'est à cause de tous ces inconvénients qu'il se présente le 16 juillet 1886, à la consultation de l'hôpital de Bicêtre, ou j'avais l'honneur de remplacer M. le D' Peyrot.

La tumeur ovoïde, à grand axe horizontal, était irréductible ; la peau, normale, glissait sur la grosseur située au-dessous, celle-ci immobilisée par des adhérences aux parties profondes de la paroi abdominale antérieure.

J'ai déjà dit son siège à droite au-dessus de l'ombilic, vers le bord externe du muscle grand droit antérieur : mate à la percussion superficielle, opaque, sans mouvement propre de battement ou d'expansion, elle présentait la fausse fluctuation du lipome.

Tous ces signes rapprochés des troubles gastro-intestinaux, me firent porter le diagnostic : *épiplocèle irréductible para-ombilicale*.

Je soumis le malade au séjour continu au lit, avec bains quotidiens, à une nourriture exclusivement animale et à un verre de sedlitz tous les matins : à trois reprises, j'essayai, par le taxis, de faire rentrer son épiplocèle ; ce fut impossible.

Je proposai alors au malade de faire une dernière tentative de taxis après l'avoir endormi avec le chloroforme, mais avec la permission, si je ne réussissais pas, de lui extirper son épiplocèle par une opération sanglante que je lui expliquai. Il y consentit.

Le 27 juillet, toutes les règles de l'antisepsie observées, après avoir obtenu la résolution complète à l'aide du chloroforme, je fis un taxis qui ne me donna aucun résultat ; alors je fis à la peau une incision perpendiculaire au grand axe de la tumeur afin d'avoir le parallélisme avec la ligne blanche et la direction des fibres du grand droit.

J'ouvris le sac et trouvai un paquet d'épiploon adhérent partout par des tractus que je détruisis avec les ciseaux mousses.

L'épiploon ainsi pédiculisé, je détruisis encore quelques adhérences que le pédicule avait contractées avec l'anneau fibreux par lequel il sortait de l'abdomen, puis, attirant la partie herniée, je traversai le pédicule avec l'aiguille de Reverdin, ce qui me permis de ramener une anse de soie phéniquée dont les deux moitiés enchatnées étreignirent fortement le pédicule ; je réséquai toute la partie en deçà des ligatures, touchai le moignon avec l'eau phéniquée forte et réduisis.

Nous avions à ce moment sous les yeux un orifice ovalaire à grand axe vertical qui permettait l'introduction de la phalangette de l'index.

Je fermai cet orifice par trois points de suture entrecoupés, faits avec la soie phéniquée, prenant bien soin d'adosser le péritoine à lui-même.

Cela fait, je réséquai le sac ; la peau s'était suffisamment rétractée pour ne pas m'obliger à la réséquer et je la réunis avec du crin de Florence.

Un petit drain de un centimètre fut placé sous la peau, à la partie la plus basse de mon incision.

J'appliquai par-dessus un pansement de Lister dans lequel la gaze idoformée remplaçait le protective et, grâce à une bonne couche d'ouate, et à une ceinture de flanelle, j'exerçai une bonne compression.

Le malade n'eut aucun accident ; deux jours après, le 28, j'enlevais le drain et renouvelais le pansement. Cinq jours après, le 2 août, j'enlevais les points de suture et, malgré la réunion totale, je remis le même pansement qu'avant. Enfin, le 12 août, le malade totalement guéri, sortait de l'hôpital, n'ayant jamais eu plus de 37°,6, ne se doutait certainement pas qu'il venait de supporter une opération que les classiques auraient autrefois condamnée.

Revu le 30 octobre, le malade est très satisfait du résultat opératoire et n'a plus ressenti aucune des incommodités que lui occasionnait sa hernie; il est, nous a-t-il dit, comme avant son accident. La cicatrice tient bien et rien ne s'est reproduit.

RÉSUMÉ ET CONCLUSIONS

Arrivé au terme de cet exposé, nous pouvons le résumer et conclure ainsi :

Jusqu'à ces dernières années, si les hernies de la portion omphalo-xyphoïdienne de la ligne blanche ont été bien étudiées au point de vue descriptif, leur traitement n'a pas réalisé de progrès.

Les hernies proprement dites et les tumeurs graisseuses épigastriques s'accompagnent parfois de douleurs intenses et de troubles digestifs rebelles contre lesquels tout traitement palliatif reste impuissant.

Les hernies proprement dites *entérocèles*, *épiplocèles* ou *entéro-épiplocèles* qui, par leur *volume*, les *douleurs* ou les *troubles gastro-intestinaux* qu'elles occasionnent, empêchent toute profession pénible, rendent l'existence difficile ou la compromettent, devront être traitées par l'opération dite de la *cure radicale*.

Les *hernies graisseuses* qui se compliquent des mêmes troubles fonctionnels que les précédentes, seront traitées par l'excision suivie de la suture de l'orifice et des téguments.

L'opération sera toujours pratiquée en se conformant rigoureusement aux principes de la méthode antiseptique.

TABLE DES MATIÈRES

HAVRE. — IMPRIMERIE DU COMMERCE, 8, RUE DE LA BOURSE.

LAINOIS, ancien interne des hôpitaux (Prix Civiale). — De l'Anévrisme... 1 vol. in-8 avec 4 planches en lithographie. Prix......

LEGENDRE (P.), ancien interne des hôpitaux. — Dilatation de l'estomac typhoïde (Valeur sémiologique des médailles de Bouchard). Prix......

MODESSOUS, professeur agrégé à la Faculté de Bordeaux. — De la mort chez les brûlés. Prix......

OLLIVIER (A.), professeur agrégé à la Faculté. — Études d'hygiène publique......

ROUX (F.), ex-chef du service de santé dans l'Inde. — Traité pratique des maladies des pays chauds (maladies infectieuses). Prix......

SAINT-GERMAIN (de), chirurgien de l'Hôpital des Enfants-Malades, et VALUDE, chef de la clinique ophtalmologique de la Faculté. — Traité pratique des maladies des yeux chez les enfants. Préface par le professeur PANAS. — 810 pages et 110 figures, avec un formulaire thérapeutique. Prix cartonné......   3 fr. 50

SNEGUIREFF, professeur de gynécologie à l'Université impériale de Moscou. — Hémorrhagies utérines. — Étiologie, Diagnostic et Thérapeutique. — Édition française rédigée par M. VARNIER, interne des hôpitaux, sous la direction du Dr PINARD, professeur agrégé à la Faculté de médecine, accoucheur de l'hôpital Lariboisière......   3 fr.

THOINOT (L.-H.), ancien interne des hôpitaux. — Histoire de l'Épidémie cholérique de 1884 : origine ; marche ; étiologie générale. 1 vol. in-8 avec 12 cartes et tableau lithographiés. Prix......   5 fr.

TISSIER, ancien interne des hôpitaux. — De la castration des femmes ou opération de Battey (Prix Godard 1884) in-8. Prix......   4 fr.

EN PRÉPARATION

Travaux du laboratoire de pathologie générale. — Publiés sous la direction de M. le Dr BOUCHARD, professeur à la Faculté de médecine.

SOUS PRESSE

HAHN, bibliothécaire en chef de la Faculté de médecine. — Vocabulaire médical Allemand-Français.

HAVRE. — IMPRIMERIE DU COMMERCE, 8, RUE DE LA BOURSE